脑卒中家庭康复训练图谱

胡晓丽　戴俭宇　主编

辽宁科学技术出版社
·沈阳·

图书在版编目（CIP）数据

脑卒中家庭康复训练图谱／胡晓丽，戴俭宇主编. —沈阳：辽宁科学技术出版社，2022.12（2024.11重印）
ISBN 978-7-5591-2719-8

Ⅰ.①脑…　Ⅱ.①胡…　②戴…　Ⅲ.①脑血管疾病–康复训练–图谱　Ⅳ.①R743.309–64

中国版本图书馆CIP数据核字（2022）第150824号

出版发行：辽宁科学技术出版社
　　　　　（地址：沈阳市和平区十一纬路25号　邮编：110003）
印　刷　者：辽宁新华印务有限公司
经　销　者：各地新华书店
幅面尺寸：184 mm × 260 mm
印　　张：9.75
字　　数：220千字
出版时间：2022年12月第1版
印刷时间：2024年11月第8次印刷
责任编辑：寿亚荷
封面设计：刘冰宇
责任校对：刘　庶　赵淑新

书　　号：ISBN 978-7-5591-2719-8
定　　价：40.00元

邮购热线：024-23284502
编辑电话：024-23284370　13904057705
邮　　箱：1114102913@qq.com

编委会

编写说明

脑卒中具有高发病率、高致残率和高死亡率的特点。中国每年新发脑卒中患者约 200 万人，其中 70%～80% 的脑卒中患者因为残疾不能独立生活。对于脑卒中引起的诸多功能障碍目前国内外大多以康复训练为主。脑卒中康复是经循证医学证实的对降低致残率最有效的方法，是脑卒中组织化管理中不可或缺的关键环节。我国脑卒中的康复治疗起病相对较晚，经过 20 多年的发展，从最初康复观念的形成阶段、康复治疗的普及阶段、康复机构的建立阶段到现在的康复规范化治疗阶段，脑卒中康复都是一个需要结合医院、社区、家庭等多方面参与的长期治疗过程。该类疾病治疗疗程长、费用高，单靠医院康复还远不能满足我国众多脑卒中患者的康复需求。如果能更好地利用社区康复和家庭康复，更有效提高康复资源的利用，就能够最大限度地提高脑卒中患者的功能恢复和生活质量。

在患者康复征程上，患者本人及其家属的主动康复意愿对于脑卒中的康复至关重要。若患者及家属对脑卒中有基本的了解，对康复中实施的运动疗法、作业疗法、语言训练、吞咽训练等内容有基本的认识，掌握基本的家庭护理方法和推拿手法，将极大地提高患者康复概率和减少并发症的发生。为此，我们编写了《脑卒中家庭康复训练图谱》。

本书基于现代康复理论和传统康复特色疗法，采用图谱的形式呈现脑卒中康复过程诸要素。书中既介绍了脑卒中疾病概况和神经系统解剖生理等基础知识，又系统地介绍了患者和家属可掌握的促进康复的基本训练和有关疗法，还介绍了脑卒中康复相关的家庭护理方法和推拿手法。本书图文并茂，通俗易懂，可形象具体地指导康复治疗，让脑卒中患者及家属易于学习和掌握，切实帮助脑卒中患者重返社会。本书是医学康复专业同道值得借鉴的参考书，更是患者及家属学习脑卒中康复知识的教科书。

本书主编胡晓丽教授从事康复临床工作 10 余年，擅长应用中西医结合康复技术治疗脑卒中后遗症、神经损伤等疾病引起的各种功能障碍，精于中医疗法与现代康复技术相结合的康复治疗。在本书编写过程中，胡晓丽主编结合临床实际，设计了编写思路和纲目，负责统稿、审校、定稿等全面工作，戴俭宇主编负责具体编写工作，共完成了 10 万余字的编写任务，同时，书稿的完成还得到了广大康复同仁的帮助和指导，在此一并表示感谢！

由于编者水平所限，书中疏漏或错误之处在所难免，恳请广大读者提出宝贵意见，以便今后修订完善。

编者

2022 年 7 月

目录

第一章　脑卒中概述

第一节　脑卒中的概念

脑卒中，俗称"中风"，又称脑血管意外，包括缺血性脑卒中和出血性脑卒中，是由于脑的供血动脉突然堵塞或破裂所导致。其中缺血性脑卒中（脑梗死）占80%，出血性脑卒中就是人们常说的脑出血，蛛网膜下腔出血也属于这一类。

脑卒中发病率高，致残、致死率高，复发率高，中风后的家庭护理与康复也存在很大误区与不足。为落实国家有关脑卒中防治"关口前移、重心下沉；提高素养、宣教先行"的宏观策略，增强人们对脑卒中防治知识的了解以及卒中后家庭康复的认识，提高患者生活质量，故撰写此书，为脑卒中患者的家庭康复训练提供指导。

第二节　脑卒中的发生

脑卒中不会凭空发生，在危险因素长期作用下，人体会发生一系列变化，最终引起急性脑血液循环障碍。脑卒中分为出血性脑卒中及缺血性脑卒中两大类。脑卒中十分凶险，可能致人死亡或遗留严重的后遗症，致使患者失去生活自理能力。

一、出血性脑卒中

出血性脑卒中发病率占脑卒中发病率的20%左右。最重要的致病因素是高血压、高龄、吸烟、酗酒、随意用药、情绪激动、劳累过度等，脑血管粥样硬化、畸形、狭窄等病变也是诱发出血性脑卒中的重要因素。

出血性脑卒中是中老年高血压患者一种常见的严重脑部并发症，常因用力过猛、情绪激动、环境温差大等因素诱发，大多在活动中突然发病，其起病迅速、病情凶险、死亡率极高。由于我国人口老龄化加剧，高血压、糖尿病、高脂血症等疾病的发病率逐年增高，出血性脑卒中的发病率也同样上升较快。各种病因使血管壁变薄，最终导致血管失去弹性而破裂，其过程如图1-2-1～图1-2-5所示。

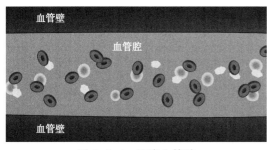

图 1-2-1　正常血管壁

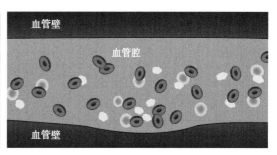

图 1-2-2　血管壁变薄

1

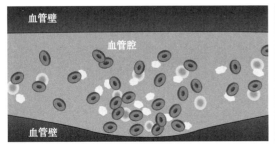

图 1-2-3　血管壁更薄了

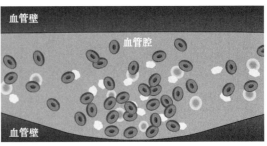

图 1-2-4　血管壁非常薄

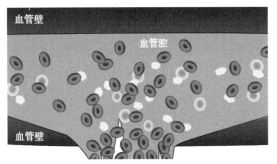

图 1-2-5　脑血管破裂出血

出血性脑卒中的发生没有前期症状，通常患者无法提前预知。出血性脑卒中分为两种，一种是脑出血，指脑组织内的血管破裂出血；另一种是蛛网膜下腔出血，即脑组织表面的血管破裂出血。

二、缺血性脑卒中

缺血性脑卒中是由于脑的供血动脉血管狭窄或闭塞，脑供血不足导致的脑组织坏死，统称为脑梗死。在临床中脑梗死发生的重要原因是血栓。无论是在心脏形成后脱落的血栓或别的地方形成后脱落的血栓，还是在脑血管内形成的血栓，都是缺血性脑卒中发生的重要因素。

（一）栓塞性脑梗死

从心脏脱落的栓子顺着主动脉的血管，经血液循环到达脑动脉，在经过比较粗的脑动脉时栓子可通过，脑供血不受影响，身体也不会出现不适症状；当动脉血管逐渐变细，栓子无法通过远端较细血管时，就会产生堵塞，造成脑血流量减少甚至中断，进而造成相应供血区脑组织缺血、坏死，如图 1-2-6、图 1-2-7 所示。

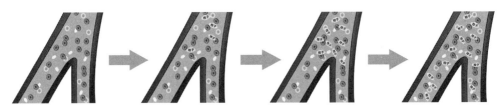

图 1-2-6　血管内形成栓子逐渐堵塞

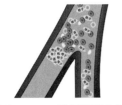

图 1-2-7　栓子堵塞血管

栓塞性脑梗死的突发性极高，任何年龄段的人群都可能发病，青壮年为多发人群。

（二）血栓性脑梗死

血栓性脑梗死，主要是由于脑血管本身发生了病变。老年人最多见的病变是脑动脉粥样硬化，年轻人可能有因为脑血管的炎症或先天性的畸形、外伤造成的血管损伤。

这些都可以造成脑血栓的形成，进而导致脑卒中。大脑正常工作需要充足的血液供应，充足的血液供应需要通过完整的血管来实现，这些血管被称为脑动脉血管。但是在高血压、高龄等因素的作用下，脑动脉血管内会逐渐出现病理改变，最常见的就是动脉粥样硬化。如图 1-2-8、图 1-2-9 所示为血管壁中出现的大面积沉积物质，就是动脉粥样硬化的沉积物。

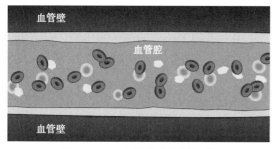

图 1-2-8　血管壁内开始沉积

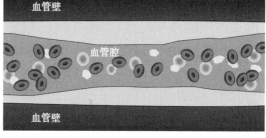

图 1-2-9　血管壁内逐渐沉积

随着时间的推移，沉淀物会逐渐变多、变厚。当其增长到一定程度后，血管壁就可能出现破裂并形成复合性堵塞。它的形成过程非常漫长，可能需要十几年甚至几十年。随着时间的流逝，脑组织的血管里形成的沉积物越来越大，血管变得狭窄，慢慢地阻碍了血液的流通，造成大脑部分缺血，缺血又造成氧及营养供给的减少，缺少氧及营养素的脑细胞会因此大量死亡。这一现象被称为血栓性脑梗死（图 1-2-10，图 1-2-11）。

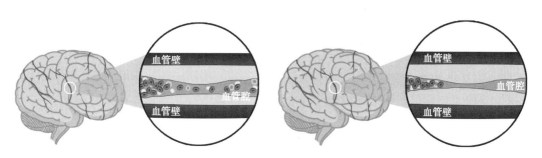

图 1-2-10　沉积增加，血流减少　　　　　图 1-2-11　血流完全停止

三、高血压是元凶

高血压是脑卒中最重要的危险因素。高血压对血管（主要是动脉血管）的危害不是短时间内形成的，一般都需要一个长期的过程。持续有效地控制高血压能显著减少心脑血管并发症的发生。高血压对脑血管的严重影响之一是使得血管内膜受损，受损处形成瘢痕样增生，使血管壁增厚，血管壁损伤后，血小板等有形成分堆积在粗糙的受损组织表面，持续不断地形成增生，使管腔狭窄，血栓形成，血栓逐渐长大，最终造成血管堵塞，血流停止。高血压对脑血管的严重影响之二是使脑动脉血管弹性降低，脆性增加，血液侵入血管壁形成粟粒状动脉瘤或夹层动脉瘤，当血压骤然增高时，动脉瘤破裂引起出血。

引起脑卒中的危险因素还包括：年龄、遗传、低血压、心脏病、心律失常、眼底动脉硬化、糖尿病、高脂血症、吸烟、饮酒、肥胖、口服避孕药等。

第三节　脑卒中的常见后遗症

人的大脑每一个部位都有明确的分工，负责管理、指挥人体的某个部位。一旦大脑的某一部位受损，将严重影响这部分大脑管理、指挥人体的功能。人体的这部分功能可能暂时受损，也可能永久丧失。这是因为脑细胞是不可再生的，受损的越多，人体的这部分功能恢复就越困难，恢复时间就越长。

脑卒中是能使大脑的功能受到严重损伤的疾病，受损的部位管理、指挥人体的功能将相应受损，患者的后遗症会在行为中表现出来。脑卒中常见的几种后遗症有偏瘫、语言障碍、视觉障碍、感觉障碍、情绪障碍等。

一、偏瘫

偏瘫又叫半身不遂，是最常见的脑卒中后遗症，指一侧上下肢体、面肌和舌肌下部的运动障碍。按照偏瘫的程度分为轻瘫、不完全性瘫痪和全瘫。它是由于大脑的左边或右边的运动神经中枢受损伤引起的。人脑由大脑、小脑和脑干组成。大脑分左脑和右脑。左脑、右脑也可以叫作左半球和右半球，两半球是对称的。从功能上分，左半球管右半身，右半球管左半身。左脑受损后，右半身出现不同程度的瘫痪；右脑受损后，左半身出现不同程度的瘫痪。

大多数偏瘫患者，经过治疗及适宜的康复训练，病情会在不同程度上得到改善。全面而有效的康复训练是积极争取回归正常生活的关键。

二、语言障碍

语言障碍在脑卒中的后遗症中也很常见，虽然都称为语言障碍，但由于大脑受损害的部位不同，患者的临床症状也不同。

（一）运动性失语症

运动性失语症以口语表述障碍为主要症状，即能听懂，但不能用语言回答。听力理解相对而言好一些，口语呈非流利型；语量较少，每分钟讲话字数少于50个，讲话费力，发音和语调障碍；口语表达内容仅限于具体词汇，缺乏语法结构，呈电报式语言；简单的口语理解相对好些，对复杂句子理解较困难；复述、命名、阅读及书写等也有不同程度的受损。

大脑的额叶中包含控制说话的运动性语言中枢。大脑的运动性语言中枢受损后，管理、指挥说话的部分出了问题。主要表现为患者能够理解语言的意思，但是说不出来，只能发出"啊啊……呜呜……"的声音。

（二）感觉性失语症

听、说和理解的感觉性语言中枢位于大脑的颞叶中。感觉性语言中枢受损主要表现为不能够理解语言的意思，不能和人正常交流，但可以喃喃自语。患者听力没有问题，但是听不懂别人及自己说的话；严重时答非所问，患者常独自滔滔不绝地说个不停，貌似能说会道，但实际上答非所问，让人不知其说的是什么；感觉性失语症状较轻时，患者能部分听懂别人说的话，但是错误不断，可能同时伴有失读症和失写症。

（三）完全性失语

完全性失语既不能理解别人的语言，自己也不能说话，就是既听不懂也不会说。

（四）命名性失语

命名性失语的患者，能够理解语言，平时能正常地说话，有的时候会突然想不起来该怎么说，就像演员表演时突然忘词了。那么命名性失语是如何产生的呢？人在生长过程中，在大脑皮层逐渐产生"水杯""桌子"等命名，当相关大脑区域受损时，命名功能丧失，命名性失语就出现了。

对于语言障碍，有的患者在发病 6 个月后是可以恢复的。对于大多数患者来讲，为了早日恢复语言功能，一定要在病情和精神状态稳定后，坚持不懈地进行语言方面的康复练习。

三、视觉障碍

视觉障碍是指由于脑卒中引起脑部枕叶里的视觉中枢发生病变，使视觉功能发生部分或全部障碍，经治疗仍对外界事物无法做出视觉上的正确辨识。

视觉障碍中最常见的是偏盲，偏盲是指在患者视野中有一侧是看不见的，只能看清视野中的部分事物。

四、感觉障碍

感觉障碍是患者在被外界事物刺激的过程中出现困难和异常的变态心理现象。脑卒中患者由于大脑的感觉中枢受到损伤，对于冷、热、压迫、疼痛等刺激会出现感觉麻木、迟钝或者是过分敏感。

（一）感觉减退或感觉缺失

感觉减退和感觉缺失是患者对外界刺激的感受能力急剧下降，主要是感觉不到或不容易感觉到疼痛，比如肢体的麻木等。由于无疼痛感或疼痛感下降，患者可能会忽略外界事物给自身带来的潜在危险，没有躲避危险的意识，这会给患者造成更大的伤害。

（二）感觉过敏

感觉障碍中还有一类是与感觉减退和缺失相反的——感觉过敏，患者对外界刺激的感受能力异常地高，很轻的触碰都会使患者痛得跳起来。

感觉障碍中无论是感觉缺失还是感觉过敏，都会有手脚麻木的症状。感觉障碍作为脑卒中后遗症有可能在发病几个月后才表现出来，所以被很多人误以为是脑卒中复发，需要特别注意。

五、情绪障碍

脑卒中的后遗症中，情绪障碍不容忽视。情绪障碍是生理、心理、社会多方面因素综合作用的后遗症。比如，对于患者来说，身体突然不能自由活动是一件很打击人的事，很多人会出现情绪低落、小题大做等情绪不稳的心理状况。脑卒中患者的年龄不同，后遗症中情绪障碍的发病率也不同，老年人比年轻人更容易出现情绪障碍。家人和朋友的照顾及鼓励是克服情绪障碍的有效方法，能让患者重新获得对生活的希望。

第四节　脑卒中的康复评定

康复评定是对由于各种原因导致残疾的患者进行功能状况的评估，通过康复评定，可以客观准确地评定功能障碍的性质、部位、范围和程度，估计患者的康复潜力，拟订功能康复的方案，并预测其预后和转归。由于康复的目标是要让患者全面地从医学、教育、职业和社会上都得到康复，所以其评定的内容主要从 3 个方面入手，即病损、失能、残障。在具体的康复医疗过程中，需要对患者进行多次的康复评定，而且往往是从康复评定开始，又以康复评定结束。

一、脑卒中后运动功能的评定

Brunnstrom 脑卒中运动功能评定是 Brunnstrom 在 Twitchell 对脑卒中恢复过程进行观察总结的基础上发展出来的评估上下肢功能变化等级的方法，中枢性损伤引起的瘫痪是一种失去了运动控制的质变过程，常将此过程分为弛缓、痉挛、共同运动、部分分离运动、分离运动和正常 6 个阶段。

二、脑卒中后日常生活能力的评定

日常生活活动能力（ADL）评定是康复医学评定的重要内容之一，是对患者综合活动能力的测试，它对确定患者能力、制订和修改训练计划、评估治疗效果、安排返家或指导就业等都十分重要。由于 ADL 评定所测是一个或一组动作的完成情况，受患者过去生活习惯、文化程度、工作性质、所处社会环境以及评定人的专业水平、评定时的环境和患者的心理状态、合作程度等的影响，不宜制定一个统一完善的标准，就目前而言，国内外有关脑卒中患者 ADL 评定的方法种类较多。在此主要介绍可靠性强而且沿用久远的 Barthel 指数，Barthel 指数包括 10 项内容，根据是否需要帮助及其帮助程度分为 0、5、10、15 分 4 个功能等级，总分为 100 分。得分越高，独立性越强，依赖性越小。60 分以上提示患者生活基本可以自理，60～40 分者生活需要帮助，40～20 分者生活需要很大帮助，20 分以下者生活完全需要帮助。Barthel 指数 40 分以上者康复治疗的效益最大。

三、平衡能力评定

平衡能力评定量表为综合性功能检查量表，通过观察多种功能活动来评价患者重心转移的能力，对患者坐位、站位下的动静态平衡进行全面检查。最高分为 56 分，最低分为 0 分，分数越高，平衡能力越强。0～20 分，患者平衡能力差，需要乘坐轮椅；21～40 分，有一定平衡能力，患者可在辅助下步行；41～56 分，患者平衡能力较好，可独立步行。若评分小于 40 分，提示患者存在跌倒风险。

四、精神状态评定

精神状态评定（MMSE）量表包括以下 7 个方面：时间定向力、地点定向力、即刻记忆、注意力及计算力、延迟记忆、语言、视空间。量表总分范围为 0～30 分。测验成绩与文化水平密切相关，正常界值划分标准为：文盲＞ 17 分，小学＞ 20 分，初中及以上＞ 24 分。

五、吞咽功能评定

吞咽功能检查的意义在于确定吞咽障碍是否存在，提供吞咽障碍的解剖和生理学依据，确定患者有关误咽的危险因素，确定是否需要改变提供营养的方式，为吞咽障碍进一步检查和治疗需要提供依据。临床上常采用吞咽评估表配合洼田饮水实验。

第五节　脑卒中的治疗概述

严重脑卒中可造成永久性神经损伤，急性期如果不及时诊断和治疗可造成严重的并发症，甚至死亡。脑卒中可分为出血性脑卒中和缺血性脑卒中，又根据发生部位有不同的治疗方式。对其特异性的治疗包括溶栓、抗血小板治疗、早期抗凝和神经保护等，非特异性的治疗包括降压治疗、血糖处理、脑水肿和颅内高压的管理等。

目前临床上对脑卒中的治疗方法很多，中医注重患者的整体调节、辨证施治，西医强调尽早联合药物治疗，必要时及早手术介入治疗，侧重于脑血管病的靶向治疗及神经保护。中西医在脑卒中的治疗上各有所长，而针灸、推拿、中药汤剂等作为中医的特色疗法，已被证实或得到全世界的认可，是治疗脑卒中的有效手段。多数医者主张对于脑卒中采取多学科联合治疗。中西医结合治疗脑卒中，能明显降低致残率、促进患者神经功能康复。

第二章　神经系统的解剖、生理

第一节　脑神经

神经系统组成分为：中枢神经系统、周围神经系统、神经肌肉接头及肌肉。

中枢神经系统由脑和脊髓构成。而脑血管疾病为颅内血管病变导致脑实质受损，属于中枢神经系统的病变。

一、端脑

大脑皮质至少有 300 亿个神经细胞，这些神经细胞相互连接，形成浓密的网络。皮质分为多个功能区域，各自处理不同的感知方式，例如听觉、触觉和视觉。还有负责运动功能的皮质区域。除了连接输入、输出的感知运动区域，还有额叶、顶叶、颞叶皮质等区域，它们不与外界直接连接，只与大脑的其他区域相连。人类大脑主要组成部分的大致分布见图 2-1-1。

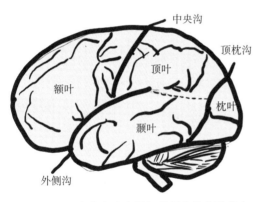

图 2-1-1　人类大脑主要组成部分的大致分布

（一）大脑半球的分叶

大脑半球分为：额叶、顶叶、颞叶、枕叶、岛叶。

（二）大脑半球病变的临床表现

1.额叶病变的临床表现

（1）运动障碍：一般躯体运动中枢位于中央沟前方，上至头顶，下至外侧裂一条带形区域，对称分布于双侧大脑半球，负责人体运动（图 2-1-2、图 2-1-3）。如果病情较重，导致整个条带区域受累（一般不会出现双侧受累情况），则出现对侧肢体及面部瘫痪；如果病情较轻，只损伤到条带中的一小部分，则相应支配区域的肢体出现活动不能。

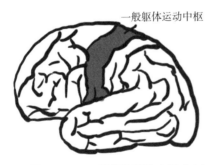

图 2-1-2　一般躯体运动中枢（1）

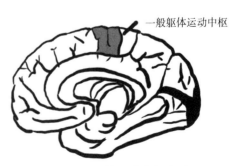

图 2-1-3　一般躯体运动中枢（2）

图 2-1-4 为一般躯体运动中枢对全身肌肉支配示意图，可看成一倒立人形，由此可见，一般躯体运动中枢不同位置支配躯体的不同部位，其主要分布特点有以下 3 点：

①上下颠倒，但头部正立，接近头顶部的病变会出现下肢活动障碍和二便障碍。而与耳部相接近的病变则会出现面、舌、咽、喉的运动障碍。

②左右交叉支配，如果左侧病变，则表现右侧肢体、头面部活动障碍，反之右侧病变，则表现左侧肢体、头面部活动障碍。

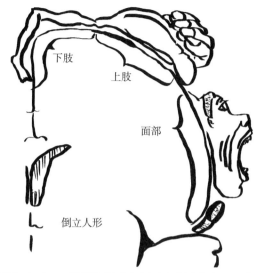

图 2-1-4 一般躯体运动中枢对全身肌肉支配示意图

③机体内执行越精细、越复杂运动的部分，其相应的皮质代表区也越大。如拇指代表区大于躯干，同时也代表着后期康复难易程度，如拇指精细活动康复慢于肢体康复。

（2）言语障碍：运动性失语。

运动性语言中枢（图 2-1-5）：位于额下回后部，如果此区受损，患者会丧失说话的能力，但是可以理解他

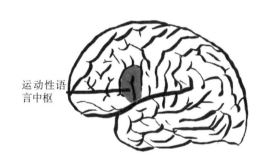

图 2-1-5 运动性语言中枢

人言语，表现为心里明白，但表达不出来，有时说出的某些字词是正确的，但不能构成完整的句子，可以跟着复述，称运动性失语。

（3）局部或全身癫痫发作。

局部癫痫发作：不伴有意识丧失，从身体一个局部开始（如从拇指或脚趾，从口角或从眼睛），之后再向整个肢体扩延，直至扩延到半身。

（4）精神症状：额叶病变时的精神症状常常产生记忆丧失、计算能力低下、注意力不能集中、反应迟钝、智力低下、情感和人格改变，如易动感情、脾气暴躁、盲目欣快、行为轻浮、不拘礼貌、行为幼稚、滑稽、生活懒散、对事物漠不关心等。尤其近记忆丧失严重，患者缺乏自我批判能力，对病情严重性估计不足。随着病情加重，远记忆亦逐渐丧失。

（5）肢体协调性下降。

2. 顶叶病变的临床表现

（1）感觉障碍：一般躯体感觉中枢（图 2-1-6）位于上文提到的一般躯体运动中枢之后，负责全身感觉，为双侧大脑半球左右对称分布的条带状区域。如果该区域全部受损，则对侧肢体及面部感觉全部丧失；如果部分受损，则出现部分躯体感觉障碍。

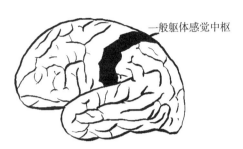

图 2-1-6　一般躯体感觉中枢

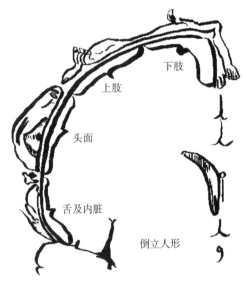

图 2-1-7　一般躯体感觉中枢与肢体对应关系

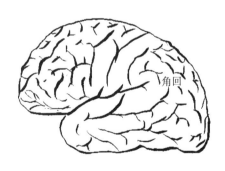

图 2-1-8　角回

图 2-1-7 为一般躯体感觉中枢与肢体对应关系，同样为倒立人形。如果相应支配区域出现问题，就会出现对侧相应部位的感觉障碍。例如头顶部支配小腿部位受累，则会出现病灶对侧的下肢感觉障碍。

（2）Gerstmann 综合征：为角回病变所致。如果角回（图 2-1-8）出现病变，则患者对身体左右侧辨别不能（分不清左右）、手指失认症（不能识别哪个是中指、无名指等）、书写不能（不会写字）和计算不能（笔算时更明显）等。

（3）失读症：能读出来，但不理解自己读的是什么。失读症分为皮质下失读症和皮质性失读症。

①皮质下失读症（或称纯粹失读症）：为大脑皮层以下病变所致，表现为自己可以通过书写来表达自己的思维，但无法读懂自己所写的文字，简单来说就是自己写出来的文字自己却读不明白。

②皮质性失读症：为大脑皮层病变所致，患者除具有不认识和不能念懂手写和印刷的文字外，还常伴有失写，并有不能听写、抄写和自发性书写等症状。这种情况就是既无法书写，也无法读懂其他文字。

（4）顶叶刺激征：局部感觉异常发作。表现为由身体某部位开始的麻木或感觉迟钝，并向邻近部位扩散。如扩延及全身，则为全身性感觉发作。

（5）其他：如果患者为右利手（平时习惯用右手），那么他的病变会出现以下症状：

①左顶叶病变综合征：又称失语、失用、失读综合征（Bianchi 综合征）。表现为表达性失语、失用、失读，病灶对侧半身感觉障碍，相应的手、足触觉认识不能（实体觉消失），一过性偏轻瘫。

②右顶叶（或次顶叶）病变综合征：又称失用、失认综合征。表现为体形结构感觉障碍，左侧偏瘫失认症（可因患者不认识其左侧偏瘫自行下地而摔伤）。

穿衣失用症：不能认识衣服与身体的关系，尤其是不能区分左右的关系。

图形构成不能：不能画三角形或复杂图形。

空间认识障碍：常为一侧空间认识不能，由于不能认识自身之一侧，常有定向障碍，行进中常向侧转。

计算力障碍：完不成 100-7 的连算试验。

视 – 前庭功能障碍：有眩晕感，可将垂直线与水平线均视为斜线。

3. 枕叶病变的临床表现

（1）视野改变：依据病变所在的部位和病损的程度，早期仅有病变对侧的视野缺损、弱视或色觉丧失。所谓视野缺损，即看东西看不全，感觉少一块。

视觉中枢：在枕叶内侧面距状沟两侧（图 2-1-9），该区受损时出现双眼对侧视野的同向性偏盲。例如左侧枕叶受损，则双眼右侧视野缺损，即双眼只能看清左侧事物，感觉右侧少了一块。

（2）枕叶刺激征（不常见）：可出现幻视，看见一些现实中不存在的光、人、动物或无生命物的形象，并且这些视物常常可以移动。

（3）优势半球侧枕叶外侧病变：表现失认症、失读症和视物变形等。失认症即患者丧失了根据物形认出物品的能力，患者并不失明，对于熟悉的人、物、颜色等不能分辨。

4. 颞叶病变的临床表现

（1）视野改变：象限偏盲有时是颞叶病损的早期症状之一。

（2）感觉性失语：如图 2-1-10 所示，感觉性语言中枢位于颞上回后部，此区受损，听力虽然是正常的，但不能理解别人说的话，用谈话来和此类患者沟通是非常困难的，他不明白你希望他做什么，问他什么事，也不明白向他提出了什么问题。自己能说话，但

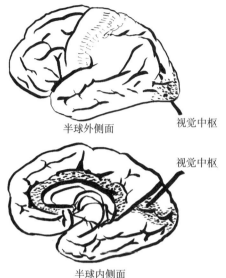

图 2-1-9 视觉中枢

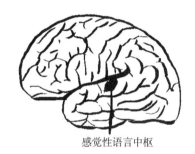

图 2-1-10 感觉性语言中枢

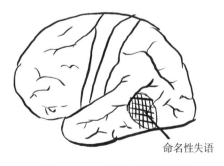

图 2-1-11 颞中、下回后部

讲出的多是错误的话。患者不仅不能理解别人的语言，而且也不能理解自己的语言，并且患者不能察觉自己的缺陷。此类患者常伴有阅读和书写障碍。

（3）命名性失语：受颞中、下回后部（图 2-1-11）控制。与患者交谈时，有时不能立即发现其语言缺陷，患者能正确构成词句，他人也能听懂他说的话。但向患者询问某物品名称时，则可发现他不说出物品的名称，而是描述物品的用途和特征。例如患者

对"铅笔"不称其为"铅笔",而是说"写字用的"等。

（4）记忆障碍：即近记忆丧失，较久远的记忆保留。对最近发生的事记忆力丧失，但能记得很久以前发生的事。

（5）精神运动发作或称癫痫等位征：是一种特殊的意识混乱状态突然发生，常可持续数小时，有时可长达数天，又突然消失，事后患者对发作的情况不复记忆。发作时看来似乎意识清楚，实际上其一举一动既无动机，又无目标，常有冲动性质。因此，可做出与当前情况完全不相适应的事情。例如忽然出门旅行，并能做一些必要的准备；或者当众脱衣或在室内解小便等，有的人出现意想不到的犯罪行为。

5. 岛叶病变的临床表现

岛叶（图 2-1-12）与内脏感觉和运动有关。刺激人的岛叶可引起内脏异常活动和感觉，如打嗝、吞咽、胃和肠蠕动、恶心和饱胀感觉、口中怪味，唾液分泌增加等。

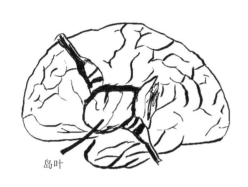

图 2-1-12 岛叶

6. 基底节病变的临床表现

基底神经节是指纹状体（尾状核、豆状核）、红核、黑质、丘脑底核，总称为基底节，与其有关的主要皮质部分是运动前区。基底神经节控制那些只需要极少量注意力的活动，比如走路或开车，或者任何习惯性行为。此部位的病变可导致帕金森病。

7. 内囊病变的临床表现

此部位病变（图 2-1-13）可引起临床最典型的表现：偏瘫、偏身感觉障碍、偏盲。偏瘫：半身瘫痪。偏身感觉障碍：病灶对侧半身瘫痪处感觉丧失，以肢体远端最为明显。偏盲：单侧视野缺失。

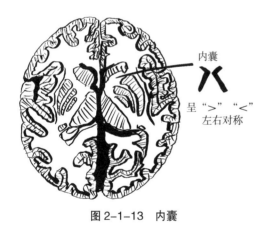

图 2-1-13 内囊

二、小脑

小脑是一个重要的躯体运动调节中枢，其功能是维持身体平衡（古小脑）、调节肌张力（旧小脑）和调节骨骼肌运动的协调（新小脑）。古小脑损伤，患者平衡失调，站立不稳，步态蹒跚；旧小脑的病变，主要表现为肌张力降低；新小脑病变表现为运动不协调（共济失调），如步行时抬足过高、手指不能准确指到鼻尖等。

三、脑干

脑干从上到下分为：中脑、脑桥、延髓。

脑干发出的神经主要负责头颈部的运动、感觉以及内脏的运动感觉。

1.中脑病变导致的中脑综合征

（1）动眼神经与锥体束交叉综合征（即 Weber 综合征，图 2-1-14）。

（2）动眼神经与锥体外系交叉综合征（即 Benedikt 综合征）、红核区病变综合征（即 Claude 综合征，图 2-1-15）。

① Benedikt 综合征：病灶同侧眼球上、下、内活动受限，对侧肢体锥体外系表现（如身舞蹈病，或半身徐动，或一侧震颤，肌张力增高）。

② Claude 综合征：病灶同侧眼球上、下、内活动受限，对侧肢体共济失调。

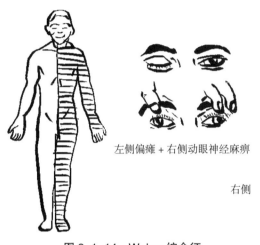

图 2-1-14　Weber 综合征

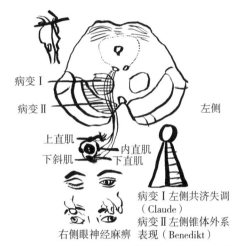

图 2-1-15　Benedikt 综合征、Claude 综合征

2.脑桥病变导致的脑桥综合征

（1）脑桥基底内侧综合征（即 Foville 综合征，图 2-1-16）：病灶侧展神经麻痹（眼球不能向外看），对侧偏瘫。

（2）脑桥基底外侧综合征（即 Millard-Gubler 综合征，图 2-1-17）：病灶侧眼球向外侧运动受限和（或）及病灶侧面瘫，对侧偏瘫，半身感觉障碍。

（3）桥盖综合征（即 Raymond-Cestan 综合征，图 2-1-18）：同侧小脑性共济失调；对侧半身感觉障碍。

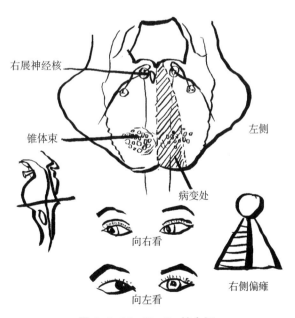

图 2-1-16　Foville 综合征

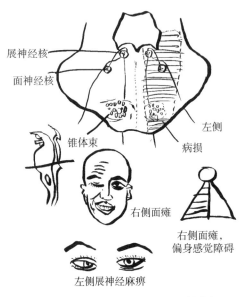

图 2-1-17　Millard-Gubler 综合征

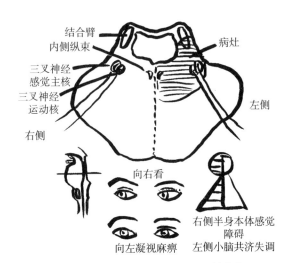

图 2-1-18　Raymond-Cestan 综合征

3. 延髓病变导致的延髓综合征

（1）延髓外侧综合征（即 Wallenberg 综合征，图 2-1-19）。

①病灶同侧面部、对侧半身感觉异常。

②病灶侧软腭麻痹、声带麻痹。

③眼球震颤。

④病灶侧共济失调。

⑤同侧霍纳征。

（2）橄榄体前部综合征（图 2-1-20）：病灶对侧肢体瘫痪，同侧舌麻痹。

（3）橄榄体后部综合征（图 2-1-21）：同侧舌麻痹、软腭麻痹。

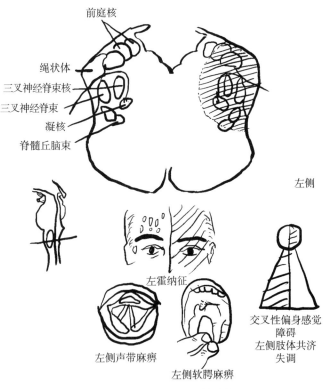

图 2-1-19　Wallenberg 综合征

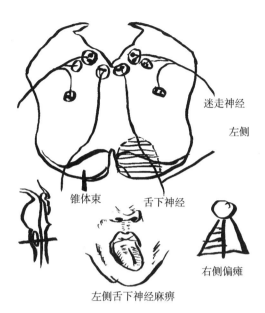

图 2-1-20 橄榄体前部综合征

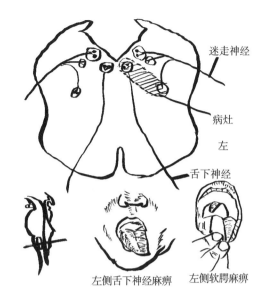

图 2-1-21 橄榄体后部综合征

第二节 运动系统

一、运动功能

运动系统（图2-2-1）分为3个部分。

（1）皮质脊髓束及皮质脑干束，受损后肢体或面部肌肉瘫痪，表现为痉挛性瘫痪。

（2）锥体外系统，受损后出现肌张力变化和不随意运动；小脑保持运动的协调，受损后产生共济失调。

（3）下运动神经，受损后产生弛缓性瘫痪，表现为软瘫。

二、瘫痪的几种常见形式

（1）如果有 1 处或 2 处（图 2-2-2）病损，则出现单瘫（图 2-2-3）。

（2）如果有 3 处（图 2-2-2 所示）受损，则表现为偏瘫（图 2-2-4）。

（3）如果有 4 处（图 2-2-2 所示）受损，则为 Weber 综合征（图 2-2-5）。

（4）如果有 5 处（图 2-2-2 所示）受损，则为交叉瘫（图 2-2-6）。

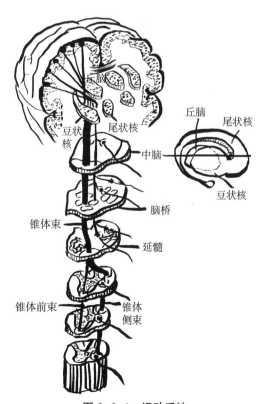

图 2-2-1 运动系统

（5）颈椎处截断性损伤，表现为四肢瘫；腰椎处横断性损伤，表现为截瘫（图 2-2-7）。

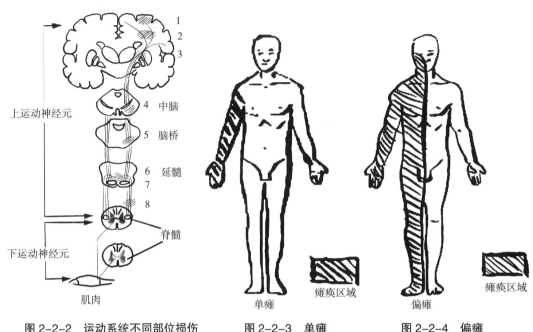

上运动神经元

1
2
3
4 中脑
5 脑桥
6 延髓
7
8

下运动神经元

脊髓

肌肉

图 2-2-2 运动系统不同部位损伤示意图

单瘫

瘫痪区域

图 2-2-3 单瘫

偏瘫

瘫痪区域

图 2-2-4 偏瘫

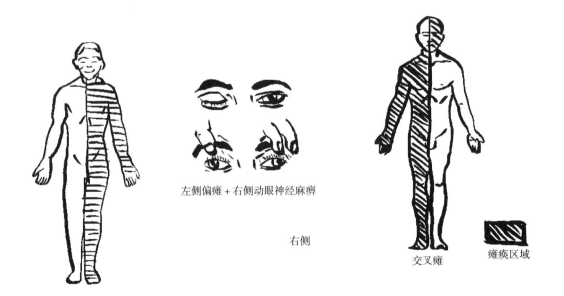

左侧偏瘫 + 右侧动眼神经麻痹

右侧

图 2-2-5 Weber 综合征

交叉瘫

瘫痪区域

图 2-2-6 交叉瘫

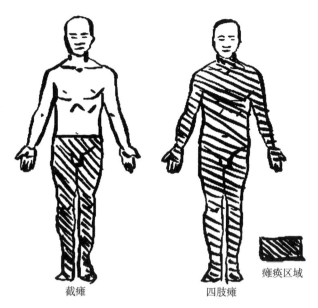

截瘫　　　　　　四肢瘫

瘫痪区域

图 2-2-7　截瘫、四肢瘫

第三节　感觉系统

一、几种常见感觉障碍类型

几种常见感觉障碍类型见图 2-3-1。

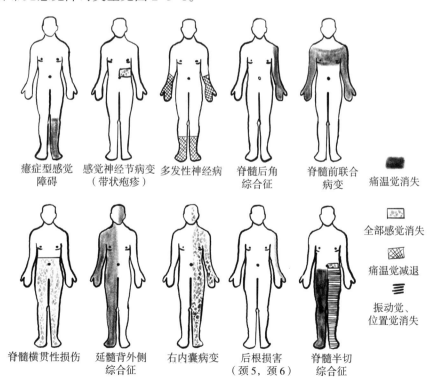

癔症型感觉　　感觉神经节病变　　多发性神经病　　脊髓后角　　脊髓前联合
障碍　　　　（带状疱疹）　　　　　　　　综合征　　　病变

痛温觉消失

全部感觉消失

痛温觉减退

振动觉、
位置觉消失

脊髓横贯性损伤　　延髓背外侧　　右内囊病变　　后根损害　　脊髓半切
综合征　　　　　　　　（颈 5，颈 6）　综合征

图 2-3-1　几种常见感觉障碍类型

二、感觉传导通路上引起各种类型感觉障碍的损伤

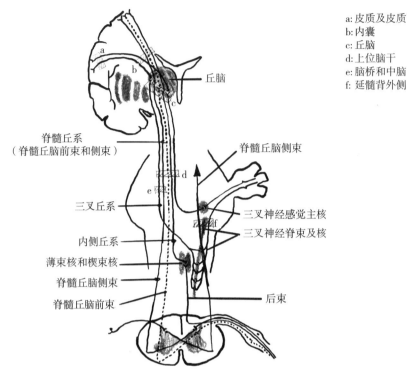

a: 皮质及皮质下
b: 内囊
c: 丘脑
d: 上位脑干
e: 脑桥和中脑
f: 延髓背外侧

丘脑

脊髓丘系
（脊髓丘脑前束和侧束）

脊髓丘脑侧束

三叉丘系

三叉神经感觉主核
三叉神经脊束及核

内侧丘系

薄束核和楔束核

脊髓丘脑侧束

脊髓丘脑前束

后束

图 2-3-2　感觉传导通路上引起各种类型感觉障碍的损伤

（1）a 处病变（图 2-3-2 所示）：皮质及皮质下，称单肢感觉减退或缺失，并且手比躯干和肢体近端受累严重。

（2）b、c、d、e 处病变（图 2-3-2 所示）：为内囊、丘脑、上位脑干、脑桥和中脑病变，出现对侧的偏身感觉障碍（图 2-3-3）。

（3）f 处病变（图 2-3-2 所示）：为延髓背外侧病变（称 Wallenberg 综合征）（图 2-3-4）。

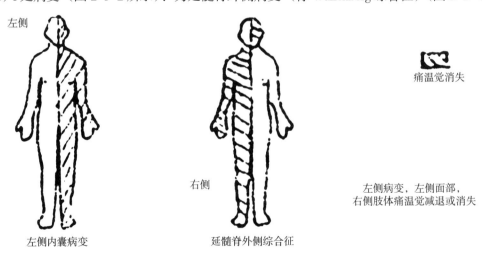

左侧

痛温觉消失

右侧

左侧病变，左侧面部，
右侧肢体痛温觉减退或消失

左侧内囊病变

延髓脊外侧综合征

图 2-3-3　内囊、丘脑、上位脑干、脑桥
和中脑病变的临床表现

图 2-3-4　Wallenberg 综合征

第四节　反射

一、浅反射

1. 腹壁反射（图 2-4-1）

（1）反射中枢：胸 7～胸 8、胸 9～胸 10
及胸 11～胸 12。

（2）检查方法：患者仰卧，下肢半屈曲
使腹壁放松，检查者以钝器（如竹签）沿肋
下缘、平脐及腹股沟上方，由外向内划两侧
腹壁皮肤。

（3）正常表现：相应节段腹肌收缩，肚
脐向刺激侧偏移。

（4）腹部肥胖、膨隆、无力或不能放松
时均不能引出。

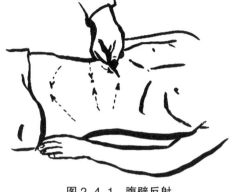

图 2-4-1　腹壁反射

2. 提睾反射（图 2-4-2）

（1）反射中枢：腰 1～腰 4 节段。

（2）检查方法：由下向上快速用钝针轻
划大腿内侧 1/3 部的皮肤。

（3）正常表现：同侧睾丸上提。

3. 跖反射（图 2-4-3）

（1）反射中枢：骶 1～骶 2。

（2）检查方法：用钝器由后向前划足底
外侧，至小趾根部转向内侧划过足掌。

（3）正常表现：足趾跖屈。

4. 肛门反射（图 2-4-4）

（1）反射中枢：骶 4～骶 5。

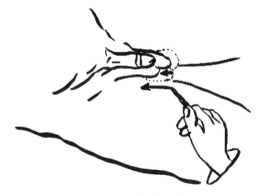

图 2-4-2　提睾反射

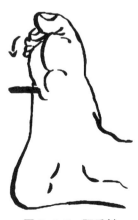

图 2-4-3　跖反射

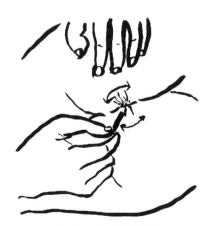

图 2-4-4　肛门反射

（2）检查方法：用钝器划肛门周围皮肤。

（3）正常表现：肛门外括约肌收缩。

二、深反射

1. 肱二头肌反射（图 2-4-5）

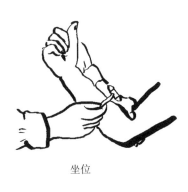
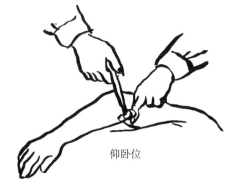

坐位　　　　　　　　　　　　　仰卧位

图 2-4-5　肱二头肌反射

（1）反射中枢：颈 5 ~ 颈 6。

（2）检查方法：患者坐位时，让其手臂旋前并放松，调节患者前臂的屈伸角度以调整肱二头肌的紧张度。患者仰卧位时，可以将前臂和手轻松地放在腹部。检查者用拇指或食指按住肱二头肌肌腱，用叩诊锤叩击检查患者拇指。

（3）正常表现：前臂屈曲。

2. 肱三头肌反射（图 2-4-6）

（1）反射中枢：颈 7 ~ 颈 8。

（2）检查方法：患者坐位，肘向后方伸展，前臂下垂，检查者用左手托住患者的肘关节，叩击肱骨下部的肱三头肌肌腱。患者仰卧位，肘关节稍呈直角屈曲，检查者把持患者上臂，叩击肱三头肌肌腱稍上方。

（3）正常表现：前臂伸展。

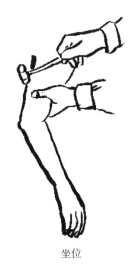
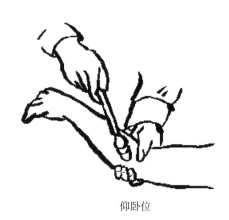

坐位　　　　　　　　　　　　　仰卧位

图 2-4-6　肱三头肌反射

3. 桡骨膜反射（图 2-4-7）

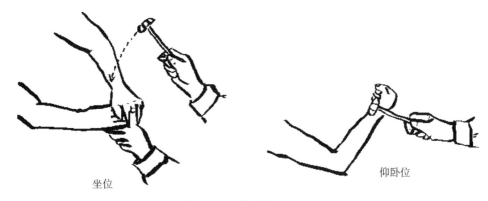

坐位　　　　　　　　　　　　　　　仰卧位

图 2-4-7　桡骨膜反射

（1）反射中枢：颈 5～颈 6。

（2）检查方法：患者前臂置于轻度屈曲和半旋前位置，叩击其桡骨下端。

（3）正常表现：屈肘、前臂旋前，有时伴手指屈曲动作。

4. 膝反射（图 2-4-8）

（1）反射中枢：腰 3～腰 4。

（2）检查方法：坐位检查时膝关节呈直角屈曲，小腿松弛下垂。仰卧位检查时，检查者以左手从膝关节后方托住其两侧下肢，使膝关节呈半屈曲位。

（3）正常表现：伸膝关节。

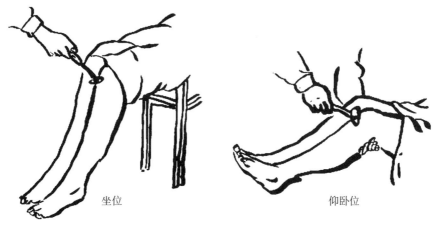

坐位　　　　　　　　　　　　　　仰卧位

图 2-4-8　膝反射

5. 踝反射（图 2-4-9）

（1）反射中枢：骶 1～骶 2。

（2）检查方法：患者仰卧位检查时，膝关节半屈曲，检查者左手握住其足部使踝关节呈直角屈曲，叩击跟腱。患者俯卧位检查时，膝关节呈直角屈曲，检查者向下适当按压足部使踝关节呈直角屈曲，叩击跟腱。患者跪位检查时，让患者跪在床上，足悬床边，叩击跟腱。

（3）正常表现：踝跖屈。

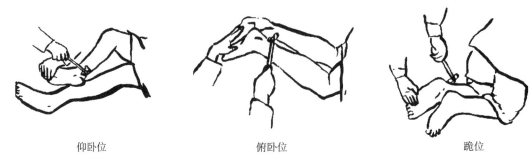

| 仰卧位 | 俯卧位 | 跪位 |

图 2-4-9　踝反射

6.腱反射亢进特殊表现

（1）阵挛：髌阵挛、踝阵挛（图 2-4-10）

①髌阵挛：

A.检查方法：患者仰卧，下肢伸直，检查者用拇指和食指夹住髌骨上缘，突然用力向下方推动（不要松开）。

B.阳性反应：髌骨节律性上下颤动。

C.临床意义：锥体束损害。

②踝阵挛：

A.检查方法：患者仰卧，膝关节轻度屈曲，检查者一手托住其小腿上端，一手握住足前部，突然用力背屈踝关节并维持背屈位。

B.阳性反应：踝关节连续节律性背屈、跖屈。

C.临床意义：锥体束损害。

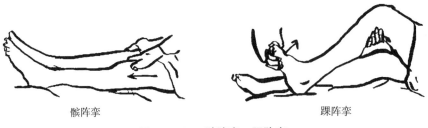

髌阵挛　　　　　　　　　　　　　踝阵挛

图 2-4-10　髌阵挛、踝阵挛

（2）霍夫曼征（图 2-4-11）

①反射中枢：颈 7 ~ 胸 1。

②检查方法：检查者用食指和中指夹住患者中指第二节指骨并使其腕关节略背屈，再以拇指快速弹刮患者中指指甲。

③阳性反应：其他手指出现屈曲动作。

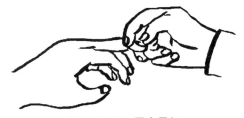

图 2-4-11　霍夫曼征

④临床意义：锥体束损害。

三、额叶释放反射

（1）临床意义：弥散性脑损害，特别是额叶病变可使这些原始反射释放出来。

（2）主要反射：抓握反射、吸吮反射、噘嘴反射、眉心征。

四、病理反射

1. 巴宾斯基征（图 2-4-12）

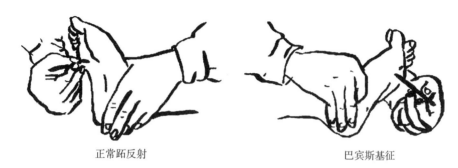

正常跖反射　　　　　　　　巴宾斯基征

图 2-4-12　巴宾斯基征

（1）反射中枢：腰 4~骶 2。

（2）检查方法：患者取仰卧位，检查者用竹签等钝器适度用力由后向前划患者足底外侧，至小趾根部再转向内侧（注意不要接触足趾）。

（3）阳性反应：大脚趾背屈，有时伴其余各趾扇形散开。

（4）临床意义：锥体束损害。

2. 口轮匝肌反射（图 2-4-13）

（1）反射中枢：脑桥和中脑—网状结构—面神经核。

（2）检查方法：用叩诊锤轻叩上唇，或鼻旁部，或人中。

（3）阳性表现：噘嘴。

3. 掌颏反射（图 2-4-14）

（1）反射中枢：颈 5~胸 1。

（2）检查方法：用钝针轻划或用针刺手掌大鱼际皮肤。

（3）阳性表现：同侧下颌部颏肌收缩。

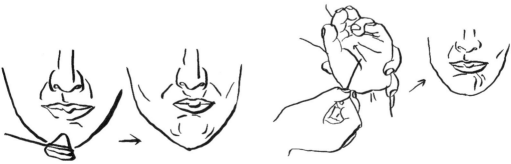

图 2-4-13　口轮匝肌反射　　　　　　图 2-4-14　掌颏反射

第五节　脑血管的解剖特点

一、脑的动脉（图 2-5-1 ～ 图 2-5-3）

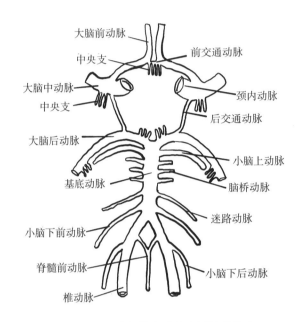

图 2-5-1　脑部供应动脉来源及其分支

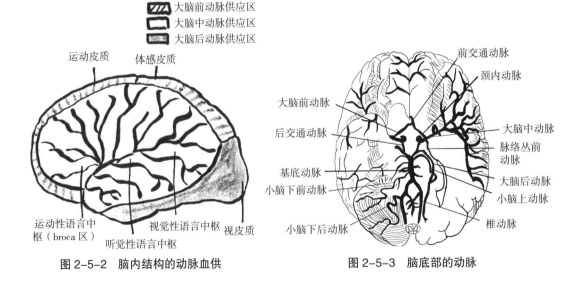

图 2-5-2　脑内结构的动脉血供

图 2-5-3　脑底部的动脉

1. 颈内动脉系统

（1）大脑前动脉：大脑前动脉梗死主要表现（图 2-5-4）为对侧下肢瘫痪，上肢及面部影响不大，同时可伴皮质性感觉减退、排尿不易控制等。

（2）大脑中动脉（图 2-5-5）：

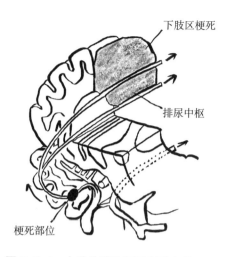

图 2-5-4　大脑前动脉梗死主要表现

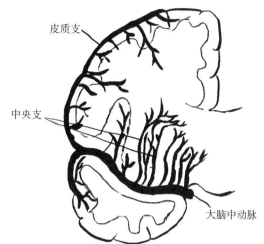

图 2-5-5　大脑中动脉

①大脑中动脉主干梗死（图 2-5-6）：出现三偏，即大脑梗死灶对侧偏瘫（包括面、舌肌及上、下肢）、对侧偏身感觉减退，亦可出现同向偏盲。如病变位于优势半球，可有失语（右利手的人优势半球通常在左侧，反之亦然）。

②豆纹动脉梗死（图 2-5-7）：对侧肢体偏瘫，而感觉障碍和视野的改变较少或不甚明显。

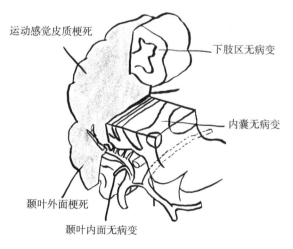

图 2-5-6　大脑中动脉主干梗死

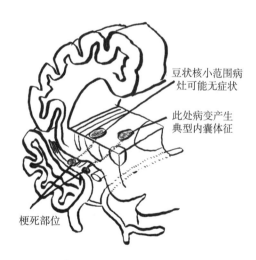

图 2-5-7　豆纹动脉梗死

2. 椎 - 基底动脉系统

该系统包括大脑半球后 1/3、部分间脑、脑干和小脑。

（1）大脑后动脉：

①一侧梗死：可出现偏盲、自知有视野缺损、视动性眼震、偏盲视野中可保存部

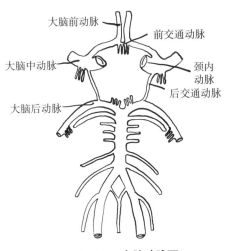

图 2-5-8　大脑动脉环

分视觉、偏盲视野中上或下 1/4 视野受累程度不同、偏盲视野边缘的光闪视、视觉持续、无视觉忽视以及行为的改变等。

②两侧梗死：可表现为皮质盲，同时失认、视觉失用、凝视失用、视物变形、行为异常、激动性谵妄、运动和感觉障碍等。

3. 大脑动脉环（图 2-5-8）

（1）组成：由前交通动脉、两侧大脑前动脉的起始部、两侧颈内动脉的末端、两侧后交通动脉和两侧大脑后动脉的起始段共同围成。

（2）作用：Willis 环沟通颈内动脉系统与椎 - 基底动脉系统，对调节、平衡这两大系统和两侧大脑半球的血液供应起着重要作用。

二、脑的静脉（图 2-5-9、图 2-5-10）

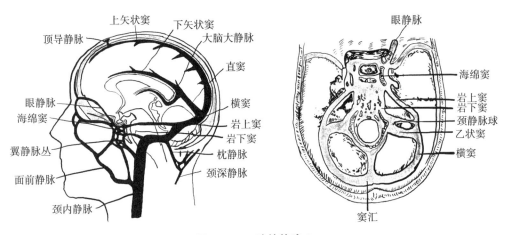

图 2-5-9　脑的静脉 1

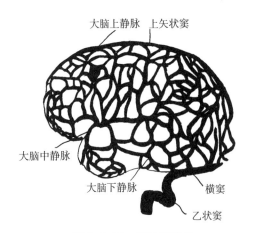

图 2-5-10　脑的静脉 2

脑的静脉壁薄而无瓣膜，不与动脉伴行，可分浅、深静脉。浅静脉位于脑的表面，收集大脑皮质和大脑髓质浅部的静脉血，汇集成大脑上、中、下静脉；深静脉收集大脑髓质深部、基底核、间脑和脑室脉络丛的静脉血，汇成大脑大静脉。两组静脉分别注入附近硬脑膜窦，最终汇入颈内静脉。

第三章 运动疗法

第一节 运动疗法概述

一、运动疗法的概念

运动疗法是针对患者机体功能障碍状况，选用合适的运动训练方式，促使患者受损功能尽最大可能恢复的主要康复治疗技术之一。它通过患者自身的力量或康复治疗师的辅助操作进行主动运动或被动运动以促进患者各种功能的恢复，使患者最大限度地恢复生活自理能力和劳动运动能力。

二、运动疗法的特点

（1）主动积极治疗：运动疗法要求患者主动参与治疗全过程。通过主动积极锻炼，以促进患者心理障碍和躯体功能障碍的恢复。

（2）局部治疗和全身治疗相结合：通过改善全身的功能状况，达到增强体质、促进功能康复的目的。

（3）防病治病相结合：运动疗法不仅能促进一些疾病的临床治愈和功能恢复，而且能防治一些疾病带来的并发症或不良后果。

（4）简便易行：运动疗法不受时间地点、设备、器材等条件的限制。

三、运动疗法的分类

（一）按肌肉收缩类型分类

（1）等长运动：也称静力性收缩，是指肌肉的长度不变，不产生关节运动的肌肉活动。

（2）等张运动：也称动力性收缩，是指肌肉收缩时张力基本不变，但肌肉的长度发生变化产生关节运动的肌肉活动。

（3）等速运动：也称为等动收缩，是指在整个关节运动范围内肌肉以恒定的速度，且肌肉收缩时产生的力量始终与阻力相等的肌肉收缩。

（二）根据动力来源分类

（1）被动运动：无任何主动肌肉收缩，依靠外力帮助来完成的身体活动。

（2）主动运动：整个运动需要通过患者自身的肌力收缩来完成的身体活动，肌力不够时需提供辅助。

（3）自主主动运动：在不依靠助力，也无外部阻力的情况下，全部由患者主动用力完成的运动。

（三）根据运动性质分类

（1）放松性运动：以放松肌肉和精神为主要目的的运动，如医疗体操、太极拳等。一般适合于心血管和呼吸系统疾病的患者、精神紧张者、老年人及体弱者。

（2）力量性运动：以增加肌肉力量为主要目的，一般适合于骨骼肌和外周神经损伤引起的肌肉力量减弱者。

（3）耐力性运动：以增加心肺功能为主要目的，如骑自行车、游泳等，适合于心肺疾病患者及需要增加耐力的体弱患者。

（四）局部运动和整体运动

局部运动是指以改善局部功能为主的运动，如四肢骨折患者的关节活动训练、手法治疗等；整体运动是指以恢复体力、提高身体素质为主的运动疗法，如有氧运动、健身训练。

（五）徒手运动和器械运动

徒手运动包括关节活动训练、手法治疗、有氧训练、太极拳等；器械运动包括各种器械体操、肢体悬吊牵引；肌力训练如利用等速治疗仪等。

四、运动疗法的临床应用

在临床应用上，运动疗法具有维持功能、改善症状和恢复健康等方面的作用，宜早期介入。

运动疗法适应证较广，对下列病症可以取得较好的疗效。

（1）神经系统疾病：偏瘫、截瘫、脑性瘫痪、周围神经损伤、脊髓灰质炎等。

（2）运动系统疾病：四肢骨折或脱位、颈肩腰腿痛、软组织损伤、骨质疏松等。

（3）内脏器官疾病：包括高血压、冠状动脉粥样硬化性心脏病（冠心病）、动脉硬化等。

（4）代谢障碍性疾病：糖尿病、高脂血症、肥胖等。

五、常用运动疗法

（1）增强肌力的训练：主要有助于主动运动、自主主动运动、抗阻主动运动和等长运动。应根据患者的肌力水平及病情的情况来选择不同的方法。

（2）增加关节活动度的训练：关节活动度训练是指利用各种方法以维持和恢复因组织粘连或肌肉痉挛等因素引起的各种关节功能障碍的技术。根据关节活动障碍的原因采取不同的运动疗法训练，可防止关节周围软组织挛缩、神经肌肉性挛缩、软组织粘连等。

（3）步行训练。

（4）平衡和协调训练：平衡功能障碍主要是由缺少视觉信息输入、前庭功能紊乱、缺乏本体感觉、肢体缺失瘫痪及小脑功能失调等引起。平衡训练不仅用于神经疾病，对于骨折术后以及肌腱韧带断裂后的恢复都意义重大。

第二节　卧姿训练

一、卧姿训练的意义

正确的卧姿是将患者肢体置于抗痉挛的位置，可以预防关节挛缩变形，有效地克服异常痉挛肌，使其与拮抗肌处于平衡状态。卧姿训练应该穿插在康复的各个时期。

二、训练目标

（1）防止肌肉过度痉挛或迟缓。

（2）防止因为安静卧位出现继发性的功能障碍。

（3）预防压疮的出现。

三、卧姿训练的摆放

（一）仰卧位

（1）偏瘫侧肩放在枕上，保持肩膀前伸，外旋。

（2）偏瘫侧上肢放在枕上，外展20°~40°，肘、腕、指关节尽量伸直，掌心向上（图3-2-1）。

（3）偏瘫侧臀部固定于枕上。

（4）偏瘫侧膝部外侧应放在枕上，防止髋、膝外旋。

（5）膝下垫一小枕头，保持膝微屈。

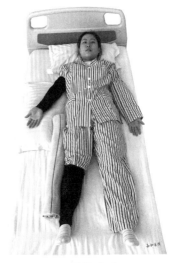

图 3-2-1

（二）患侧卧位

（1）躯干略后仰，背后放枕头固定。

（2）偏瘫侧肩向前平伸，外旋。上肢与躯干呈90°角，肘伸直，掌向上。

（3）偏瘫侧下肢膝关节略弯曲，髋关节伸直。

（4）健侧上肢放在身上或枕上，下肢保持踏步姿势放在枕上，膝踝略屈曲（图3-2-2）。

（三）健侧卧位

（1）躯干略向前倾，偏瘫侧肩向前平伸，前届90°~100°。

（2）偏瘫侧肢体放枕上，髋、膝略弯曲，避免足内翻。

（3）健侧上、下肢取舒适位，髋、膝关节伸直（图3-2-3）。

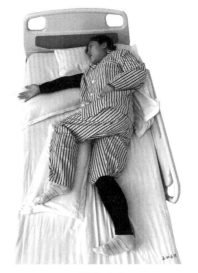

图 3-2-2

四、注意事项

（1）仰卧位时床放平，避免抬高床头、尾。

（2）手中与足底不能放置物品，枕的尺寸与软硬适宜。

（3）定时进行体位变换，2~3小时进行变换。

（4）减少仰卧位的时间。

（5）坐位时意识要清醒。床上坐起时注意体位性低血压。

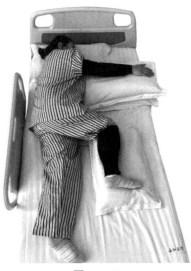

图 3-2-3

第三节　翻身训练

翻身训练在家庭康复中是具有治疗意义的运动，可刺激全身的肌肉反应和训练躯干的活动。当患者在进行翻身的同时，由健侧带动患侧达到一个上下肢以及腰腹的协同运动，从而促进偏瘫侧的正确运动。

一、翻身训练的目的

（1）预防坠积性肺炎。

（2）避免痉挛模式出现。

（3）预防压疮。

（4）有利于躯干功能的早期恢复。

二、翻身训练的内容

（一）被动翻身

被动翻身的作用是使患者掌握翻身要领，借助感觉刺激，使病患增加感觉上的反馈。

1. 向健侧

患者取仰卧位，家属站在患者的健侧，告知患者活动的顺序，依次为头、颈、肩、臂、手、躯干、腿、脚，用感觉输入的方法来刺激患者跟着感觉走。

（1）家属用患者容易理解的语言向患者发出指令："请转向我"（对听觉障碍患者用手示意）。

（2）让患者用眼睛引导动作，看着家属把自己的头和躯干转过来（患者视觉有障碍时用听觉代替）。

（3）训练者把手放在患者肩部和髋关节处，以帮助他翻过身来。提醒训练人员要将手放正确。

2. 向患侧

家属站在患者的患侧，活动顺序、听觉输入和视觉输入与翻向健侧的方法。

触觉输入为家属用一手固定患者手臂和手，另一手将患者健手拉向患侧。并让患者将健腿跟上，然后帮助患者把患腿摆放在正确位置（图3-3-1~图3-3-3）。

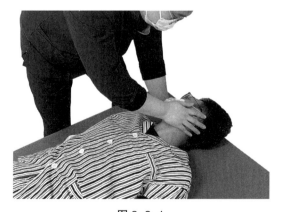

图 3-3-1

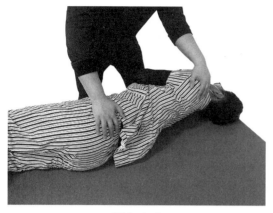

图 3-3-2

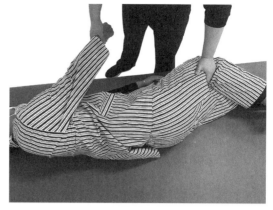

图 3-3-3

（二）主动翻身

1. 仰卧位到患侧卧位

（1）患者体位：仰卧位。

（2）家属位置：立于患者的患侧，以解除患者害怕摔下的顾虑。

（3）操作方法：嘱（协助）患者双上肢 Bobath 握手伸肘，肩上举约 90°，健侧下肢屈髋、屈膝，足底置于床面。嘱患者抬头并转向患侧，健侧上肢和手伸向患侧，健腿蹬床协助旋转躯干带动骨盆翻向患侧卧位。如果患者不能主动旋转躯干和骨盆至患侧卧位，家属可从健侧髋关节或上肢向患侧施加助力，协助患者完成翻身（图 3-3-4 ~ 图 3-3-6）。

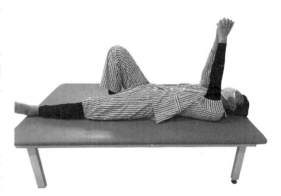

图 3-3-4

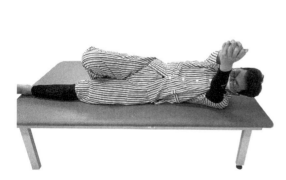

图 3-3-5

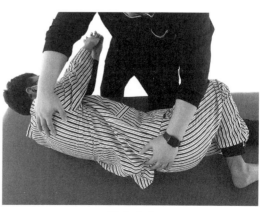

图 3-3-6

2.仰卧位到健侧卧位

（1）患者体位：仰卧位。

（2）操作方法：患者将健足从患侧腿窝处插入并沿患侧小腿伸展，将患足置于健足上方。然后在家属的协助下双手Bobath握手进行上举，向左、右两侧摆动，利用上肢摆动的惯性带动躯干及骨盆向健侧翻身。开始训练时，家属可以辅助其骨盆旋转，协助完成翻身动作。或是辅助患者患侧下肢保持在髋、膝关节屈曲，足底完全置于床面，在此基础上利用上肢摆动的惯性完成翻身动作。数次训练即可掌握（图 3-3-7 ~ 图 3-3-9）。

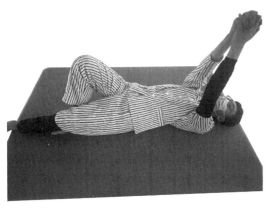

图 3-3-7

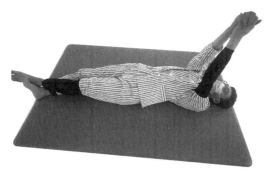

图 3-3-8

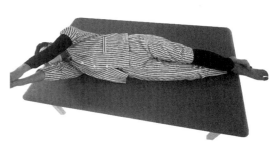

图 3-3-9

三、翻身注意事项

（1）翻身前要教患者用健腿勾住患腿，以协助翻身，并按要求用健腿帮助把患腿摆正。

（2）翻身训练可以在病床上建立，但有条件时在地板或垫子上训练更好，可使患者没有掉下床来的恐惧感。

（3）无论向哪侧翻身，都应注意患肢的肩和髋一定要放在抗痉挛的体位上。

（4）在向健侧翻身时，家属不能用力牵拉患肩，而是一只手置于肩部，一只手置于髋部来保护及辅助。

第四节　四肢关节运动训练

一、关节运动的概念和作用

关节运动的概念是指利用各种方法维持和恢复因肌肉痉挛、组织粘连或瘫痪等多种因素导致的关节运动障碍。其作用是保持肌肉的长度和弹性，牵张挛缩或粘连的肌腱和韧带，维持和扩大关节活动范围；增强瘫痪肢体的本体感觉，促进诱发主动运动。

二、关节活动的类型

关节活动依用力程度的不同分为被动关节活动、主动—助力关节活动和主动关节活动三种类型。

（一）被动关节活动

适用于患者处在瘫痪期时，不能完成主动发力，完全需在外力帮助下完成关节活动阶段。外力的来源由操作者、患者健肢或各种康复训练器械提供。

（二）主动—助力关节活动

适用于患者本身肌力比较弱，需在外力的辅助下来完成关节活动的阶段。助力可由操作者、患者健肢、器械、引力或水的浮力提供。这种运动常是由被动运动向主动运动过渡的形式，其目的是逐步增强肌力，建立协调运动模式。

（三）主动关节活动

适用于患者可主动用力收缩肌肉，在无辅助的条件下可以完成关节活动的阶段。其目的是增强肌肉力量和改善肌肉功能。

三、关节运动的方法

（一）被动活动技术

1. 肩关节

（1）肩关节前屈：患者取仰卧位，操作者位于患者的患侧，一手握住患者腕关节处，另一手握住其肘关节稍上方，然后慢慢把患者上肢从床面抬起向上高举过头（图 3-4-1）。

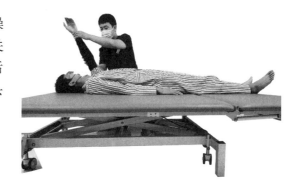

图 3-4-1

（2）肩关节后伸：患者取健侧卧位（健侧在下，患侧在上），操作者位于患者的背侧，一手从下方托住患者肘关节及小臂，另一手放在其肩部，做向后伸运动（图 3-4-2）。

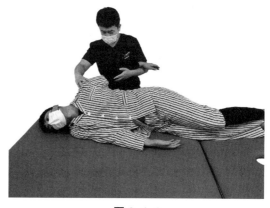

图 3-4-2

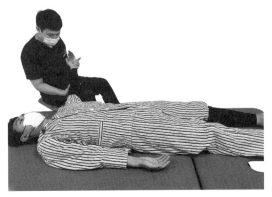

图 3-4-3

（3）肩关节外展：患者取仰卧位，操作者位于患者的患侧，一手握住患侧腕关节处，另一手握住其肘关节稍上方，然后慢慢把患侧胳膊向外展，但当患者上肢移动到外展 90° 时，要注意将上肢向外旋再继续移动直至接近患者耳部（图 3-4-3）。

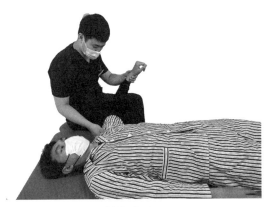

图 3-4-4

（4）肩关节内外旋：患者取仰卧位，患侧肩关节外展 90°，肘关节弯曲，操作者位于患侧，一手固定患者肘关节，另一手握住其腕关节，以肘关节为轴心，将患者小臂向前或后摆动，使肩关节被动外旋或内旋（图 3-4-4）。

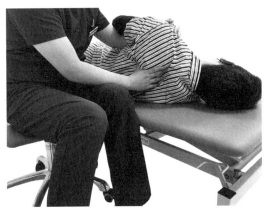

图 3-4-5

（5）肩胛骨被动活动：患者取健侧卧位（健侧在下，患侧在上），肘关节弯曲，小臂放在腹部。操作者位于患者背侧，一手从患者大臂下面穿过，放在其肩部来控制动作方向，另一手拇指与四指分开，固定其肩胛骨的内侧和下角，双手同时向各个方向活动肩胛骨（图 3-4-5）。

2. 肘关节

（1）肘关节弯曲和伸展：患者取仰卧位或坐位，操作者位于患者的患侧，一手扶持患侧腕关节，另一手固定其肘关节上方，进行肘关节的屈曲和伸展（图3-4-6）。

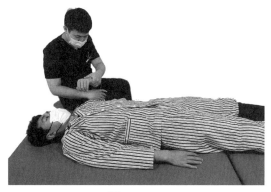

图 3-4-6

（2）小臂旋转：患者取仰卧位或坐位，操作者位于患者的患侧，患者肘关节弯曲90°，操作者一手托住其肘后部，另一手握住其腕关节处，沿小臂轴线左右旋转完成旋前、旋后动作（图3-4-7）。

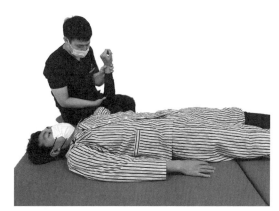

图 3-4-7

3. 腕关节

患者取仰卧位或坐位，操作者位于患者的患侧，患者肘关节处于弯曲位，操作者一手握住患侧的肘关节处，另一手抓握患者手指，做腕关节的屈曲、背伸、桡偏、尺偏动作（图3-4-8）。

4. 手部关节

（1）手掌和手指间关节的活动：患者取仰卧位或坐位，操作者一手握住患侧掌部，另一手活动手指，分别做掌指关节的屈曲、伸展、外展、内收动作。

（2）指节间关节的活动：患者取仰卧位或坐位，操作者一手握住患侧掌部，另一手活动手指，分别做近侧和远侧指节间关节的屈曲、伸展动作。

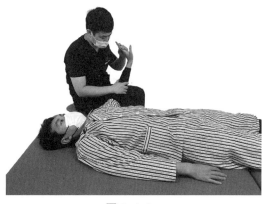

图 3-4-8

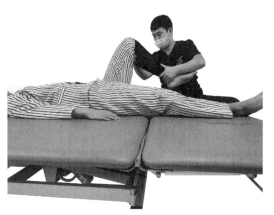

图 3-4-9

5. 髋关节

（1）髋关节屈曲：患者取仰卧位，操作者位于患者患侧，一手托住患侧小腿上部接近膝关节处，另一手用手心托住患侧踝关节处，双手将患侧大腿向上弯曲，使大腿前部尽量接近患者腹部（图 3-4-9）。

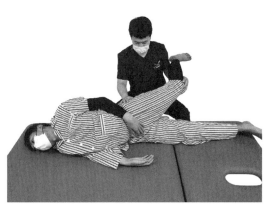

图 3-4-10

（2）髋关节后伸：患者取侧卧位，操作者位于患者背侧，一手放在患侧下肢的膝部内侧托住下肢，另一手放在骨盆处固定骨盆，做髋关节后伸（图 3-4-10）。

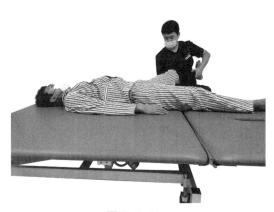

图 3-4-11

（3）髋关节内收、外展：患者仰卧位，操作者一手托住患者膝关节后方，另一手握其踝关节，在髋关节轻度屈曲的状态下，使大腿向外活动完成髋关节的外展，然后返回原来的位置（图 3-4-11）。

（4）髋关节内旋外旋：患者取仰卧位，下肢自然伸直，操作者一手固定患者膝关节上方，另一手固定其踝关节上方，向前或向后旋转患侧下肢，完成下肢旋转，足尖向外为髋关节外旋，足尖向内为髋关节内旋；也可以令患者髋关节弯曲90°，操作者一手托住其膝部下方，另一手固定其足跟，以髋关节为轴，向内、外侧摆动小腿，完成髋关节的外旋、内旋（图3-4-12）。

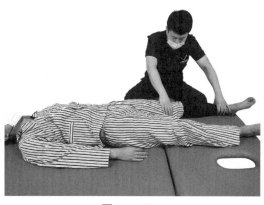

图 3-4-12

6.膝关节

患者仰卧位，操作者一手托患者膝关节后方，另一手托其足跟进行膝关节的弯曲。然后在髋关节弯曲状态下完成膝关节伸展（膝关节常和髋关节的被动运动一同完成）。

7.踝关节

（1）踝关节背屈（勾脚背）：患者仰卧位，下肢伸展，操作者位于患侧足外侧，一手固定其踝关节上方，另一手握其足跟，小臂抵住足底。活动时利用小臂和身体将足压向患者头部方向，同时完成牵拉跟腱（图3-4-13）。

（2）踝关节跖屈（踮脚）：患者仰卧位，下肢伸展，操作者位于患侧足外侧，一手握住脚踝，另一手拇指和其余4指分别握住足跟两侧。向下压足背的同时，下方手将足跟向上提。

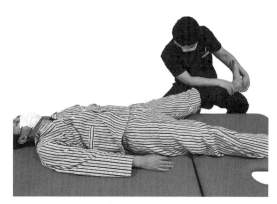

图 3-4-13

（3）踝关节内翻、外翻：患者体位及操作者操作与踝关节跖屈相同，内翻时将足跟向内侧转动，外翻时将足跟向外侧转动。

（4）踝关节旋转：患者仰卧位，下肢伸展。操作者一手固定脚踝，另一手握住脚背，轻柔地进行旋转运动。

8.训练频率及注意事项

（1）每一动作重复10～30次，2～3次/天。

（2）被动活动要限制在无痛范围内进行，操作手法要轻柔、缓慢而有节奏，活动范围要逐渐增加，以免损伤或造成关节半脱位。

（3）按病情确定运动顺序，由躯干到肢体末端（如肩到腕，髋到踝）的顺序有利于瘫痪肌的恢复；由肢体末端到躯干（如腕到肩，踝到髋）的瞬息有利于促进肢体血液和淋巴回流，消除肿胀。

（4）各种原因导致的关节不稳定，关节内未完全愈合的骨折、关节急性炎症、运动造成该部位损伤等情况应停止被动活动。

（二）主动—助力活动技术

1. **肩关节**

（1）操作者辅助：在被动活动的基础上，让患者自己主动发力，注意力集中，由操作者辅助完成运动。

（2）双手交叉握手：十指交叉，健侧手拇指在患侧手拇指下方，利用健侧上肢的运动带动患侧上肢完成前伸动作。

（3）体操棒等：可利用体操棒或体操绳进行训练。两手分别抓握体操棒或体操绳两端（患侧手可以用弹力绷带将手与体操棒固定），利用健侧上肢的运动带动患侧上肢完成各种运动。

（4）悬吊滑轮：患者坐在椅子上，头上方悬吊一滑轮，根据训练的目的，调整椅子的位置，使滑轮位于正前方、侧方或后方。当进行肩关节前伸训练时，将绳通过滑轮，绳索两端固定把手，滑轮位于正前上方，患者双手握住绳两端的把手，利用健侧手向下的拉力，完成患侧上肢的前伸运动。当训练肩关节外展时，可调整椅子的位置，使滑轮在患侧的上方，利用健侧上肢内收的拉力，完成患侧上肢的外展动作。

2. **肘关节**

（1）操作者辅助：在被动活动的基础上，让患者自己主动发力，注意力集中，由操作者辅助完成运动。

（2）双手交叉握手：十指交叉，健侧手拇指在患侧手拇指下方，利用健侧上肢的运动带动患侧上肢完成屈肘、伸肘动作。

3. **腕关节**

（1）操作者辅助：在被动活动的基础上，让患者自己主动发力，注意力集中，由操作者辅助完成运动。

（2）利用滑轮练习和腕部训练器等进行活动。

4. **手部关节**

（1）操作者辅助：在被动活动的基础上，让患者自己主动发力，注意力集中，由操作者辅助完成运动。

（2）利用手部训练器等进行活动。

5. **髋关节**

（1）操作者辅助：在被动活动的基础上，让患者自己主动发力，注意力集中，由操作者辅助完成运动。

（2）髋关节屈曲滑轮练习：患者取仰卧位，先将滑轮套带套在其踝关节上方，再将绳通过滑轮，绳索两端固定把手，滑轮位于正前上方，患者双手握住绳两端的把手向下拉，完成髋关节的屈曲运动。

（3）髋关节内收、外展滑轮练习：患者取仰卧位，先将滑轮套带套在其踝关节上方，再将绳通过滑轮，绳索两端固定，患者进行髋关节内收、外展训练。

6. **膝关节**

（1）操作者辅助：在被动活动的基础上，让患者自己主动发力，注意力集中，由操作者辅助完成运动。

（2）膝关节滑轮练习：患者取仰卧位，髋关节屈曲 90°，先将滑轮套带套在其踝关节上方，再将绳通过滑轮，绳索两端固定把手，滑轮位于正前上方，患者双手握住绳两端的把手向下拉，完成膝关节的屈曲伸展运动。

7. 踝关节

（1）操作者辅助：在被动活动的基础上，让患者自己主动发力，注意力集中，由操作者辅助完成运动。

（2）利用踝关节训练器进行活动。

8. 训练频率及注意事项

（1）每一动作重复 10~30 次，2~3 次/天。

（2）训练中患者应注意力集中，应以患者主动用力为主，并做最大努力，但注意不要用身体其他部位帮助发力；任何时间操作者均只给予完成动作的最小助力，以免助力代替主动用力。

（3）每个关节必须进行全方位范围的关节活动。

（4）各种原因导致的关节不稳定，关节内未完全愈合的骨折、关节急性炎症、运动造成该部位损伤等情况应停止活动。

（三）主动关节运动

当患者四肢力量逐渐增加，可以自主完成活动时，应进行主动关节运动，练习时动作要平稳，并且每个关节必须进行全方位范围的关节活动。随着力量增加，可逐渐利用沙袋、弹力带等器械增加阻力以进一步练习肌肉力量。

第五节 坐起训练

一、由卧位坐起到床边坐位

（一）独立从健侧坐起

（1）患者体位：健侧卧位，健侧腿插入患腿下（参考健侧卧位翻身内容）。

（2）操作方法：患者用健侧小臂支撑自己的身体，将上半身撑起；用健腿带动患腿移到床边；改用健手支撑，撑起身体使身体直立坐起，完成床边坐起动作。

（3）如有困难，操作者可以从健侧向患侧推其颈、肩部辅助完成。

（二）独立从患侧坐起

独立从患侧坐起比从健侧坐起难度稍大，但对患者是更好的训练。

（1）患者体位：患侧卧位。

（2）操作方法：患者用健手将患手放在胸前，提供支撑点；在健腿帮助下将双腿挪到床边；健侧上肢横过胸前，手掌放在患侧肩关节下的床面上支撑，头、颈和身体向上方侧屈起身，起身后坐直，调整好姿势。

（3）操作者可在患者患侧支持他的头部、肩部并帮助他向健侧直立。

（三）操作者辅助下坐起

（1）患者体位：侧卧位（健侧、患侧均可），两膝盖屈曲。

（2）操作方法：操作者面向患者，先将患者双小腿放在床边，上方手托起患者肩颈部，下方手同时下压患者两膝盖；操作者抬起患者的肩部，以患者骨盆为轴将其转移成坐位。在转移的过程中，鼓励患者用上肢支撑。

二、由床边坐位到卧位

（一）独立从患侧躺下

（1）患者体位：坐在床边。

（2）操作方法：患者患手放在患侧大腿上，健手支撑于健侧床面，抬起臀部向健侧旋转身体与床呈45°角的坐位。将健侧腿交叉放在患腿的下方，并将其抬到床上，借助健侧肢体在床上移动，确认调整好位置后，逐渐放低身体，最后躺下。

（二）独立从健侧躺下

（1）患者体位：坐在床边。

（2）操作方法：将患手放在大腿上，健腿交叉放在患腿的后方。躯干向健侧倾斜，健侧肘部支撑于床上，逐渐将身体放低，躺在床上，最后用健腿帮助患腿上抬到床上。当双腿放在床上后，再移动身体到床的中央。

（三）操作者辅助躺下

（1）患者体位：坐在床边。

（2）操作方法：将患手放在大腿上，患腿交叉放在健腿上，操作者站在患者患侧，操作者位于患者背侧的手托住患者的颈部和肩部；让患者躺下，另一手放在患者的腿下，帮助其双腿抬到床上。

第六节 转移训练

一、概述

（一）转移训练的定义与分类

（1）定义：转移训练是指为提高脑卒中患者体位转移能力而进行的训练，在康复医学中亦称为体位转移，是指人体从一种姿势转移到另一种姿势的过程，包括卧→坐→站→行→走等。转移训练是一种有目标、有意义的康复训练方法。

（2）意义：转移训练能促进全身血液循环，早期预防压疮、尿路感染、坠积性肺炎、肌肉萎缩、关节变形等并发症的发生，以及保障康复治疗及康复护理预期效果的实现。

（二）转移训练的分类

（1）主动转移：独立完成，不需要他人帮助。

（2）辅助转移：需要操作者、护理人员或家属的帮助下完成转移。

（3）被动转移：完全由外力实现转移。

（三）基本原则

1. 独立转移

（1）水平转移时，相互转移的两个平面之间的高度应尽可能相等、稳定，尽可能靠近。

（2）床垫和椅面应有一定的硬度。

（3）应当教会患者利用体重转移。

（4）转移时应注意安全。

（5）患者学习独立转移的时机要适当。

2. 辅助转移

（1）辅助者应熟知患者病情。

（2）转移前辅助者必须准备好必要的设施与空间。

（3）辅助者需要相当的技巧而不能单独依靠体力。

（4）辅助者的衣着要得当，必须穿防滑的鞋子。

（5）辅助者的指令应简单、明确。

3. 被动转移

（1）搬运时患者应向前看，而不是向地板或向帮助者看。

（2）若搬运过程需要两个以上帮助者，则需要站在相同的方向并相互配合。

（3）利用机械搬运时，转移前应检查器械是否完好，并保证空间顺畅，没有障碍。

（4）转移时不能增加患者的痛苦，不能影响或加重病情。

（四）转移前的准备训练

1. 主动转移前的训练准备

肌力及平衡能力的训练：教会患者利用技巧转移，如利用摆动惯性、倾斜力、翻转力以增加起身的力量。

（1）翻身训练的准备训练。

（2）由卧位坐起的准备训练。

（3）由坐位站起的准备训练。

（4）床与轮椅（椅）之间的转移准备训练。

2. 辅助转移前的准备训练

（1）辅助转移需要患者具备一定的肌力及平衡能力，操作者可按照主动转移前的准备训练对患者进行肌力及平衡能力训练。

（2）转移前应向患者解释转移的目的、方向、方法等，尽量取得患者的配合。

3. 被动转移前的准备训练

被动转移前应与患者进行沟通，消除其紧张、对抗心理，尽量放松，积极配合转移。

二、主动转移

（一）偏瘫患者的体位转移

床上转移活动包括翻身、卧位平移、由卧位坐起、由床边坐位到卧位。

1. 床上翻身

（1）从仰卧位到患侧卧位：头转向患侧，健侧手将患侧上肢外展防止受压，健侧肩上抬，健侧下肢屈曲立起，用力蹬床，抬起健侧骨盆，身体完全转向患侧，最后调整卧姿（图 3-6-1）。

（2）从仰卧位到健侧卧位：患者仰卧，健足置于患足下方，双手 Bobath 握手上举后向左、右两侧摆动，利用躯干的旋转和上肢摆动的惯性向健侧翻身（图 3-6-2）。

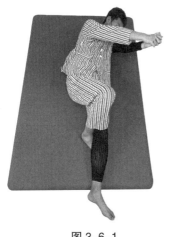

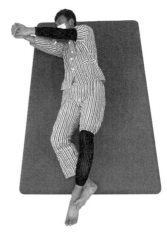

图 3-6-1　　　　　　　　　　　　　　图 3-6-2

2. 床上卧位移动（左右平移、上下平移）

（1）左右平移（向左移）：患者仰卧位，先将健侧脚置于患脚下方，Bobath 握手置于胸前，利用健侧下肢将患侧下肢抬起向左移，用健足和肩支起臀部，同时将下半身向左移，臀部左移完成后再将头向左侧慢慢移。患者向右移动时，动作与向左移动相同，但是方向相反，可反复练习向右平移动作至熟练掌握即可（图 3-6-3）。

（2）上下平移（向上移）：患者仰卧位，健侧下肢屈髋、屈膝，健侧肘关节稍微屈曲，以足、肘为支撑点，健足蹬床，抬起臀部同时向上移动身体。下移动作类似，但不如上移动作容易完成（图 3-6-4）。

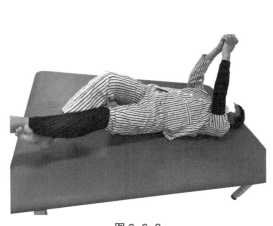

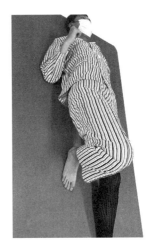

图 3-6-3　　　　　　　　　　　　　　图 3-6-4

3. 由卧位到床边坐位

（1）独立从健侧坐起：

①患者健侧手握住患侧手，健侧下肢插到患侧下肢下面。

②用健腿将患腿移到床沿下。

③用健侧前臂支撑自己的体重，头、颈和躯干向上方侧屈。

④改用健手支撑，使躯干直立（图 3-6-5 ~ 图 3-6-7）。

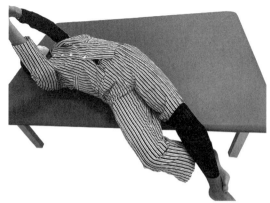

图 3-6-5   图 3-6-6

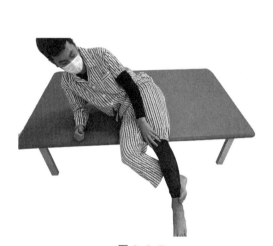

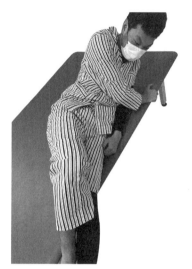

图 3-6-7   图 3-6-8

（2）独立从患侧坐起：

①患者患侧卧位，用健手将患臂置于胸前，提供支撑点。

②头、颈和躯干向上方侧屈。

③健腿跨过患腿，在健腿帮助下将双腿置于床沿下。

④用健侧上肢横过胸前置于床面上支撑，侧屈起身、坐直（图 3-6-8、图 3-6-9）。

4.由床边坐位到卧位

（1）独立从患侧躺下：

①患者坐于床边，患手放在大腿上。健手从前方横过身体，置于患侧髋部旁边的床面上。

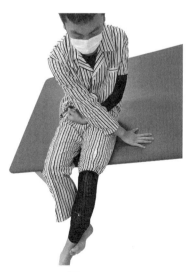

图 3-6-9

②患者将健腿置于患腿下方，并将其抬到床上。

③当双腿放在床上后，患者逐渐将患侧身体放低，最后躺在床上。

（2）独立从健侧躺下：

①患者坐于床边，患手放在大腿上，健腿置于患腿后方。

②躯干向健侧倾斜，健侧肘部支撑于床上，用健腿帮助患腿上抬到床上。

③当双腿放在床上后，患者逐渐将身体放低，最后躺在床上，并依靠健足和健肘支撑使臀部向后移动到床的中央。

（3）辅助下躺下：

①患者坐于床边，患手放在大腿上，患腿置于健腿上。操作者站在其患侧（左侧），用右上肢托住患者的颈部和肩部。

②操作者微屈双膝，将左手置于患者的健腿下，当患者从患侧躺下时帮助其双腿抬到床上（图 3-6-10）。

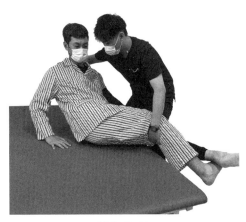

图 3-6-10

（二）偏瘫患者坐位转移

采用独立由床到轮椅的转移方法。

（1）患者坐在床边，双足平放于地面上。轮椅置于患者健侧，与床呈 45°角，制动，移开近床侧脚踏板。

（2）患者健手支撑于轮椅远侧扶手，患手放在腿上，患足位于健足稍后方。

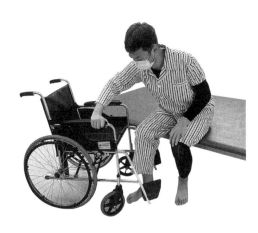

图 3-6-11

（3）患者向前倾斜躯干，健手用力支撑，抬起臀部，以双足为支点旋转身体直至背靠轮椅。

（4）确信双腿后侧贴近轮椅后正对轮椅坐下（图 3-6-11）。

（三）偏瘫患者站起与坐下

1. 独立转移

（1）由坐位到立位：

①患者坐于床边，双足分开与肩同宽，两足跟落后于两膝，患足稍后，防止健侧代偿。

②双手 Bobath 握手，抬头，双臂前伸。

③躯干前倾，使重心前移，患侧下肢充分负重。

④臀部离开床面，伸髋、伸膝，双腿同时用力慢慢站起，立位使双腿同等负重（图 3-6-12、图 3-6-13）。

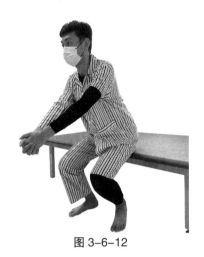

图 3-6-12

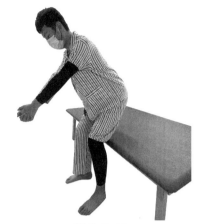

图 3-6-13

（2）由立位到坐位：

①患者背靠床站立，双下肢平均负重，双手 Bobath 握手，双臂前伸。

②躯干前倾，同时保持脊柱伸直，两膝前移，重心后移，屈膝、屈髋。

③慢慢向后、向下移动臀部和髋部，坐于床上。

从椅子或轮椅上站起和坐下的方法同上，但应注意以下几点：a. 椅子应结实、牢固、椅面硬，具有一定的高度。高椅子比矮椅子易于站起，开始训练时，应选择高椅子。b. 有扶手的椅子比较理想，有利于站起和坐下时的支撑。c. 轮椅应制动，脚踏板向两侧移开。

2. 辅助转移

（1）由坐位到立位：

①患者坐于床边或椅子上，躯干尽量挺直，两脚平放地上，患足稍偏后。

②患者 Bobath 握手伸肘，操作者站在患者偏瘫侧，面向患者，指引患者躯干充分前倾，髋关节尽量屈曲，并注意引导患者重心向患腿移动。

③操作者进一步引导患者将重心向前移到足前掌部，一手放在患膝上，重心转移时操作者把患膝向前拉；另一手放在对侧臀部帮助抬起体重。

④患者伸髋、伸膝，抬臀离开床面后挺胸直立。

⑤起立后患者双下肢应对称负重，操作者可继续用膝顶住患膝以防"打软"。

由立位到坐位：与上述顺序相反。需要注意的是：a. 无论是站起还是坐下，患者必须学会向前倾斜躯干，保持脊柱伸直。患者必须学会两侧臀部和下肢平均承重。b. 操作者向下压患者的患膝（向足跟方向），鼓励患者站立时两腿充分负重。c. 操作者应教会患者在完全伸膝前将重心充分前移（图 3-6-14）。

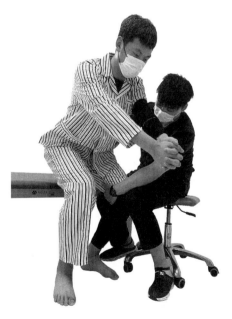

图 3-6-14

3. 床与轮椅之间的转移

（1）独立由床到轮椅的转移：

①患者坐在床边，双足平放于地面上。轮椅置于患者健侧，与床呈45°角，制动，卸下近床侧扶手，移开近床侧脚踏板。

②患者健手支撑于轮椅远侧扶手，患手支撑于床上，患足位于健足稍后方。

③患者向前倾斜躯干，健手用力支撑，抬起臀部，以双足为支点旋转身体直至背靠轮椅。

④确信双腿后侧贴近轮椅后，正对轮椅坐下。

（2）辅助下由床到轮椅的转移——方法1：

①患者坐在床边，双足平放于地面上。轮椅置于患者健侧，与床呈45°角，制动，卸下近床侧扶手，移开近床侧脚踏板。

②操作者面向患者站立，双膝微屈，腰背挺直，双足放在患足两边，用自己的膝部在前面抵住患膝，防止患膝倒向外侧。

③操作者一手从患者腋下穿过置于患者患侧肩胛上，并将患侧前臂放在自己的肩上，抓住肩胛骨的内缘，另一上肢托住患者健侧上肢，使其躯干向前倾。然后将患者的重心前移至其脚上，直至患者的臀部离开床面。

④操作者引导患者转身坐于轮椅上。

（3）辅助下由床到轮椅的转移——方法2：

①患者坐在床边，双足平放于地面上。轮椅置于患者健侧，与床呈45°角，制动，卸下近床侧扶手，移开近床侧脚踏板。

②操作者站在患者瘫痪侧，面向患者，用同侧手穿拇握法握住患手，另一手托住患侧肘部。

③患者患足位于健足稍后方，健手支撑于轮椅远侧扶手，同时患手拉住操作者的手站起，然后以双足为支点转动身体直至背靠轮椅。

④操作者向前倾斜身体，并半蹲，帮助患者臀部向后、向下移动慢慢坐于轮椅中。

三、被动转移

人工搬运

（1）标准式或椅式搬运法：患者坐直，双臂伸展。两位操作者分别立于患者两侧，面向患者。患者两腿分开，髋、膝微屈，头与腰背伸直，上肢落在帮助者后背上。两帮助者一手通过患者股后部互握对方手腕，另一手置于患者背部，保持搬运时患者的躯干正直，然后两人同时伸直腰腿将患者抬起（图3-6-15）。

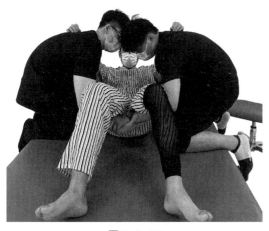

图3-6-15

（2）穿臂搬运法：患者直坐，双前臂在前面交互互握。一操作者站在患者椅或床的后面，身体贴近他的背部，两手穿过患者腋窝伸至患者胸前，分别握住患者两前臂；另一操作者站在患者的前面，双手分别置于患者双侧大、小腿之后，两人同时将患者抬起并搬到需要的位置（图3-6-16）。

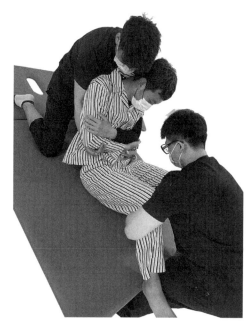

图 3-6-16

四、体位转移的注意事项

（1）根据需要，选择适当体位及转移的方式、方法、范围等。

（2）转移前，向患者说明转移的要求和目的，取得理解和配合。

（3）转移中，应做到动作协调轻稳，不可拖拉，并鼓励患者尽可能发挥自己的残存能力，同时给予必要的指导和协助。

（4）转移后，确保患者舒适、稳定和安全。

（5）尽量让患者独立完成体位转移，被动转移应作为最后选择的转移方法。

（6）残疾较重和认知障碍患者，不要勉强进行独立转移活动。转移距离过远时，难以依靠一个人的帮助完成，转移频繁不便时可以使用升降机进行转移。

第七节 站立训练

一、站立训练的定义

站立训练指恢复独立站立能力或者辅助站立能力的锻炼方法。良好的站立是行走的基础，因此，在行走训练之前必须进行站立训练。

二、临床应用

1.适应证

（1）中枢神经系统损伤后影响行走功能的患者。

（2）骨骼运动系统的病变或损伤影响行走功能的患者。

2.禁忌证

（1）下肢骨折未愈合者。

（2）各种原因所致的关节不稳定。

三、站立训练的内容

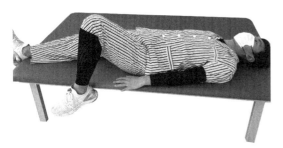

图 3-7-1

1. 髋关节对线训练

患者仰卧位，患腿放在床边，患者练习小范围的屈伸髋关节（图 3-7-1）。

2. 训练重心偏移时的姿势调整

（1）患者双足分开与肩同宽，站立并向上看、向后看，回到起始位（图 3-7-2）。

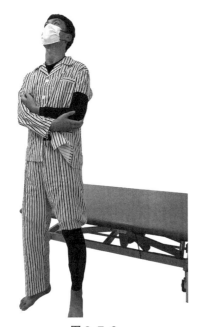

图 3-7-2

（2）取物训练：站立位或端坐位，向前方、侧方、后方伸手从桌子上拿取物体及做不同程度的伸手动作及完成指向性训练（图 3-7-3）。

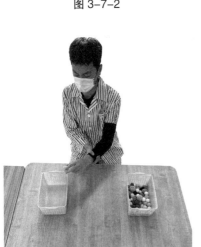

图 3-7-3

（3）迈步训练：健侧下肢向前迈一步，然后向后迈一步。迈步时患侧保持伸展，骨盆不过分侧移。迈步训练给予的指令如下："保持重心在患脚上""用你的另一只脚向前迈一步""你的髋关节应移到脚前""现在向后迈步"（图3-7-4）。

3. 增加复杂性训练

复杂性训练如接球、抛球、拍球等活动。通过急停、跨越物体、改变方向步行来增加站立平衡能力。

四、将训练转移到日常生活中

如果患者临床状况良好，从第一次治疗就应帮助患者站起并在站立位训练，使患者在日间有机会练习，练习中患者应知道以身体各部分正确对线及患腿负重来站立。患者应了解训练的关键点，如站立时伸髋，患侧负重，前移时注意控制骨盆、双腿和躯干，从而使患者能监督自己的练习。

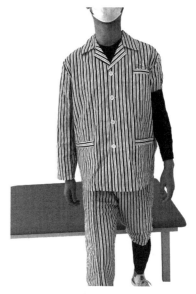

图 3-7-4

第八节　步行训练

一、步行训练以及条件

步行训练是矫正异常步态，促进步行转移能力的恢复，提高患者生活质量为目的的训练方法之一。人类正常、自然的步行，需要满足如下条件：

1. 肌肉力量

肌肉力量是完成运动的基础，为了保证步行的稳定，单侧下肢必须由足够的肌肉力量与负重能力，保证能够支撑体重的 3/4 以上。以 60 千克体重的正常成年人为例，单腿必须能支撑 45 千克以上的体重。双下肢的主要肌肉力量（主要是指大腿、臀以及小腿）应达 3 级以上（能在坐位或站立位下完成各种动作）。

2. 平衡能力

步行时，人的重心随着步行进行着复杂的加速与减速运动，为了保持平衡，人体重心在与支撑面垂直的范围内，所以平衡力是步行得以完成的基本保证。如果只是在室内的步行，平衡能力只需 2 级（站立条件下能在保持平衡的基础上做出各种动作）；一旦进行室外步行，则平衡能力必须达到 3 级（在受到推、拉等外力作用时仍能保持平衡）。

3. 协调能力

协调是多个地方的肌肉共同参与并相互配合，能够平稳、准确和良好地控制运动。

4. 感觉功能

感觉是运动的基础，任何运动都是在感觉反馈的基础上进行的。患者进行步行训练时感觉应良好。比如能够知道脚站在地上，能够感觉到自己各个关节的位置及姿势动作。

5.运动控制能力

运动控制是指人体调节和管理动作的能力，包括肢体能准确地完成特定动作的能力，比如能准确地控制向前迈步的落点。

二、常见的异常步态矫正训练

1.偏瘫步态

偏瘫步态就是典型的画圈步态，表现为下肢伸展肌肉肌张力过高，左右骨盆高低不对称。迈步时通过身体带动骨盆向前摆动（向前迈步时提胯），膝关节不能打弯而向外画圈迈出患腿。偏瘫步态矫正方法：

（1）床上仰卧位抬大腿练习屈髋动作（图3-8-1）。

（2）起桥运动训练躯干肌肌力（图3-8-2）。

（3）俯卧位勾小腿练习屈膝（图3-8-3）。

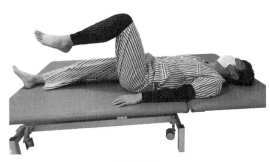

图3-8-1

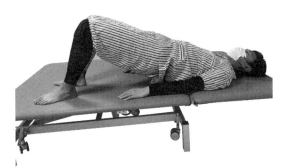

图3-8-2

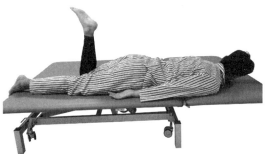

图3-8-3

（4）上下台阶训练，以及侧方上下台阶训练（图3-8-4、图3-8-5）。

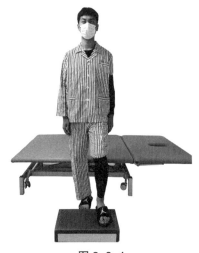

图3-8-4

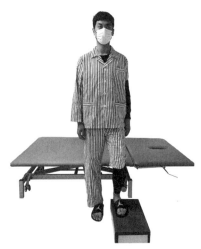

图3-8-5

注意事项：以上动作均注意不要提胯。

2. 足下垂步态

矫正方法：

（1）胫前肌肌力训练（小腿前侧）：在坐位、站位勾脚尖练习，根据患者情况，脚背上可放置沙袋以抗阻训练（图3-8-6）。

（2）对足下垂严重的患者有条件的可以用踝足矫形器。

（3）可配合站斜板牵伸小腿三头肌及胫骨后肌（小腿后侧）。

3. 膝过伸

一般膝过伸的原因如股四头肌（大腿前侧）肌力不足，伸髋肌（臀部肌肉）肌力不足，股四头肌痉挛，身体前倾时重力线落在膝关节中心的前方，促使膝关节后伸以保持平衡。膝过伸矫正方法：

（1）俯卧位向后抬大腿训练臀部肌肉（图3-8-7）。

（2）俯卧位勾小腿训练大腿后侧肌肉。

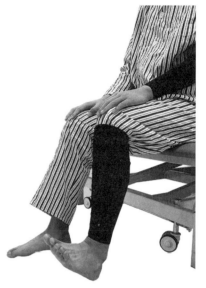

图3-8-6

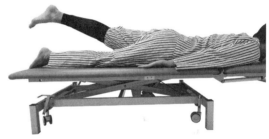

图3-8-7

（3）靠墙蹲马步训练（图3-8-8）。

（4）膝关节屈伸控制性训练，例如在站立时，患侧腿向前迈一步，控制患侧腿膝盖向前屈曲，但不超过脚尖；然后回直，但不过伸（图3-8-9）。

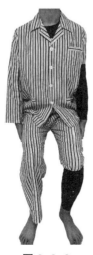

图3-8-8

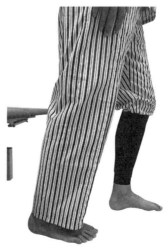

图3-8-9

4. 臀大肌无力步态

臀大肌（臀部）主要是向后伸大腿及保持脊柱稳定的肌肉。臀大肌无力的步行特征表现为仰胸挺腰凸肚，站立或行走时身体向后仰。臀大肌无力步态矫正方法：臀大肌肌力训练，比如后踢腿、抗阻后踢腿，俯卧时做背飞，靠墙伸髋踏步，倒退步行。

5. 臀中肌无力步态

典型的步态特征：表现为鸭步。即患者在行走过程中，当患侧腿落地负重，健侧腿向前迈步时，出现患侧髋部向外侧凸，肩和腰出现侧弯。臀中肌无力步态矫正方法：

（1）加强臀中肌肌力训练，如侧踢腿、抗阻侧踢腿等。

（2）侧方上下楼梯训练。训练时采用患侧腿先上楼梯、健侧腿先下楼梯的方法。

（3）提降骨盆训练（图3-8-10、图3-8-11）。

（4）侧方迈步步行训练（横行）。开始横行训练时，可让患者背靠墙走，以增加安全性。

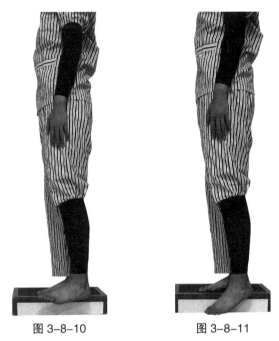

图3-8-10　　　　　图3-8-11

第九节　平衡功能训练

一、平衡的定义与分类

1. 定义

平衡是指身体所处的一种姿势状态，并能在运动或受到外力作用时自动调整并维持姿势的一种能力。

2. 分类

人体平衡可以分为以下两大类：

（1）静态平衡：是指人体或人体某一部位处于某种特定的姿势，例如坐或站等姿势时保持稳定的状态。

（2）动态平衡：包括两个方面：a.自动态平衡：指的是人体在进行各种自主运动，例如由坐到站或由站到坐等各种姿势间的转换运动时，能重新获得稳定状态的能力。b.他动态平衡：指的是人体对外界干扰，例如推、拉等产生反应、恢复稳定状态的能力。

二、平衡训练方法

（一）仰卧位训练

主要采用的训练方法是桥式运动。

（1）桥式运动的目的：是训练腰背肌和提高骨盆的控制能力，诱发下肢分离运动，缓解躯干及下肢的痉挛，提高躯干肌肌力和平衡能力。应鼓励患者在病情稳定后尽早进行桥式运动。

（2）桥式运动的方法：患者仰卧位，双手放在身体两侧，或双手交叉手指相握，胸前上举，注意健手拇指在患手拇指下面；下肢屈曲支撑于床面，患者将臀部抬离床面，尽量抬高。因完成此动作时，人体呈拱桥状，故得名"桥式运动"。双侧下肢同时完成此动作为双桥运动，单侧下肢完成此动作为单桥运动。

（3）桥式运动的训练方法：当患者不能主动完成抬臀动作时，可给予适当的帮助。操作者可将一只手放在患者的患膝上，然后向前下方拉压膝关节；另一手拍打患侧臀部，刺激臀肌收缩，帮助患者髋向后伸。在进行桥式运动时，患者两足间的距离越大，伸髋时保护屈膝所需要的分离性运动成分就越多。随着患者控制能力的改善，可逐渐调整桥式运动的难度，由双桥运动过渡到单桥运动。

（二）肘膝跪位训练

此种训练体位适合共济失调和帕金森等具有运动功能障碍的患者。

（1）静态平衡训练：患者取肘膝跪位，由肘部和膝部坐位体重支撑点，在此体位下保持平衡。保持时间如果达到30分钟，再进行动态平衡训练。

（2）自动态平衡训练：患者取肘膝跪位。患者可以自己向前、后、左、右各个方向活动身体并保持平衡。然后可指示患者将一侧上肢或下肢抬起并保持平衡，随着稳定性的增强，再将一侧上肢和另一侧下肢同时抬起并保持平衡，如此增加训练的难度和复杂性。

（3）他动态平衡训练：患者取肘膝跪位，操作者向各个方向推动患者，推动的力度和幅度逐渐由小到大。

（三）双膝跪位训练

（1）静态平衡训练：患者取双膝跪位，然后保持平衡。静态平衡达到30分钟后，可以进行动态平衡训练。

（2）自动态平衡训练：患者取双膝跪位，患者自己向各个方向活动身体，然后保持平衡。

（3）他动态平衡训练：患者取双膝跪位，操作者向各个方向推动患者，让患者保持平衡。

（四）坐位训练

偏瘫患者多采用端坐位平衡训练，能够很好地保持端坐位平衡，才能进行站立位的平衡训练，为步行做好准备。

由于脑卒中的偏瘫患者多年老体弱，突然从卧位坐起，很容易发生体位性低血压，患者出现头晕、恶心、血压下降、面色苍白、出冷汗、心动过速、脉搏变弱等，严重的甚至休克。为预防出现头位变化造成的反应，可先进行坐起适应性训练，先开始坐起训练，并维持 15～30 分钟，观察患者的反应，2～3 天未有明显异常反应者，可直接进行下面的训练。

（1）静态平衡训练：患者取端坐位，开始时可辅助患者保持静态平衡，待患者能够独立保持静态平衡一定时间后，再进行动态平衡训练。

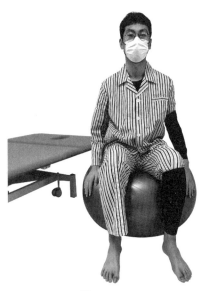

（2）自动态平衡训练：患者取端坐位，操作者可指示患者身体向各个方向活动，侧屈或旋转躯干，或活动上肢的同时保持端坐位平衡。操作者位于患者的对面，手拿物体放于患者的各个方向，让患者来触碰（图 3-9-1）。

（3）他动态平衡训练：患者取端坐位，坐于床边，操作者向各个方向推动患者，推动的力度逐渐加大，患者能够恢复平衡和维持坐位。

（五）站立位训练

患者的坐位平衡改善后，就可以进行站立位平衡训练。进行站立位平衡训练，是为步行做好准备。

（1）先进行辅助站立训练，然后进行独立站立训练。

辅助站立训练：在患者尚不能独立站立时，需首先进行辅助站立训练。可以由操作者扶助患者，也可以由患者自己扶着助木、助行架、手杖等。当患者

图 3-9-1

的平衡稍微改善后，则可以减少辅助的程度。当平衡功能进一步改善，不需要辅助站立后，则开始进行独立站立平衡训练。

（2）独立站立训练：患者面对镜子保持独立站立位，这样在训练时可以提供视觉反馈，协助调整不正确的姿势。独立站立可保持平衡达到一定时间，就可以进行动态站立平衡训练。

（3）自动态平衡训练：患者仍需要面对镜子站立，操作者站于患者的旁边。自动态平衡的训练方法较多，具体如下。

①各个方向活动：站立时足保持不动，身体交替向侧方、前方或后方倾斜并保持平衡，身体交替向左右转动并保持平衡。

②左右侧下肢交替负重：左右侧下肢交替支撑体重，每次保持 5～10 秒，操作者需特别注意保护患者，以免发生跌倒，也需要注意矫正不正确的姿势。

③触碰物体：操作者手拿物体，放于患者的正前方、侧前方、正上方、侧上方、正下方、侧下方等各个方向，让患者来触碰物体。

④抛接球训练：操作者从不同的角度向患者抛球，同时可逐渐增加抛球的距离和力度来增加训练的难度。

⑤伸手拿物：拿一物体放于地面上距离患者不同的地方，鼓励患者弯腰伸手去拿物体（注意严重高血压患者慎用）（图3-9-2）。

（4）他动态平衡训练：患者面对镜子保持独立站立位。患者站在平地上，双足分开较大的距离，有较大的支撑面，利于保持平衡。操作者站于患者旁边，向不同方向推动患者，可以逐渐增加推动的力度和幅度，增加训练的难度。

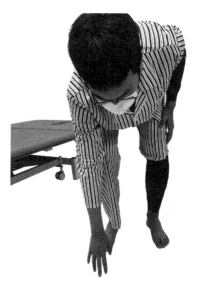

图 3-9-2

第十节　异常姿势控制训练

一、脑卒中患者易出现的肢体异常姿势

上肢表现为肩下沉、后撤、内旋、肘关节屈曲、前臂旋后、手腕手指屈曲，就像民间所说的"挎篮"姿态。下肢表现为偏瘫侧骨盆向上提，髋、膝关节伸展，足内翻、足尖向下，就像民间所说的"画圈"步态。

这些肢体异常姿态对患者日常生活影响极大，及早进行康复可以缩短治疗时间，减少治疗费用，提高功能恢复程度。

二、异常姿势控制训练内容

（一）被动活动

在家中进行被动关节运动要掌握以下原则：被动运动应在无痛条件下进行；运动某一关节时，其近端关节要给予固定；运动中动作要缓慢而轻柔，避免造成牵拉性损伤；运动中若出现不适，如头晕、气短、心悸等，应立即中止活动；运动频率以每一个关节上午、下午各做20次活动为准。

1. 肩部被动运动

肩部被动运动包括肩部屈曲和外展。肩部屈曲：患者去枕平卧，操作者站于患者患侧。一手扶住患者腕部，一手固定其肩胛骨。使上肢上举的同时，活动至最大位时手掌面向内侧（图3-10-1）。动作缓慢，不要用力牵拉。肩部外展：患者去枕平卧，操作者站于患者患侧。一手持患者前臂，另一手握患者腋前，使患肢向外上运动。

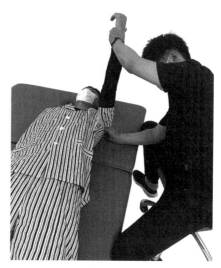

图 3-10-1

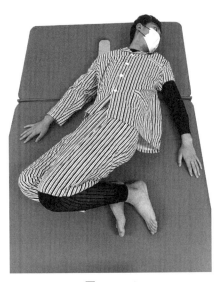

图 3-10-2

2. 躯干被动运动

患者仰卧位，屈髋屈膝，髋与肩做相反方向运动。即：头肩向左，下肢与髋向右。头肩向右，下肢与髋向左。此运动对缓解躯干痉挛和独立移动躯干有好处（图 3-10-2）。

3. 肘关节屈伸及肩内外旋

帮助患者外展肩并屈肘，然后外旋、再内旋。右手握患肢上臂 1/3 处，左手握患肢腕部。右手向内固定患肢上臂，同时左手使患肢关节做伸肘、屈肘运动。先活动健侧，确定最佳活动范围，再活动患侧，不能超过健侧活动范围。活动中出现疼痛应立即停止活动。

4. 腕指的被动运动

拇指与四肢分开，从掌面抓握。在各指关节伸展的情况下，伸展腕关节。活动要点以练习伸展为主（图 3-10-3）。

5. 足部被动运动

一手放在患者足跟部，另一手放在其膝关节前面。牵拉足跟的同时，用前臂挤压足跟前部，使之做最大的屈曲。屈曲时要维持屈曲位 5~10 秒（图 3-10-4）。

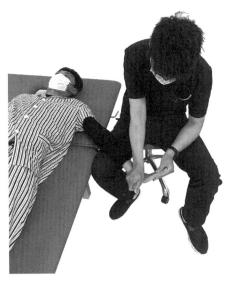

图 3-10-3

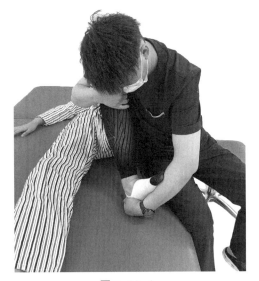

图 3-10-4

（二）主动控制

养成坐—卧—翻身的好习惯

（1）正确的仰卧位：偏瘫患者头部枕在高度适中的枕头上，不要使胸椎屈曲，以免诱发异常肌张力。患侧肩胛下放一个枕头，使肩前伸，并使肘部伸直，腕关节背伸，手指伸开。在患侧臀部及大腿下面放置一个枕头，防止患腿向外旋。膝关节下可放置一个枕头或毛巾卷，以防止下肢异常伸肌张力。

（2）正确的健侧卧位：健侧卧位有利于患侧的血液循环，可减轻患侧肢体的痉挛和水肿。躯干和床面保持直角，不能成半卧位。患侧上肢上举约100°，用枕头将其垫起。患侧下肢向前屈髋、屈膝，下面用枕头垫起，足不能悬于枕头下。健侧肢体在床上取舒适位置。

（3）正确的患侧卧位：患侧卧位可以增加对患侧的刺激，并使患侧被动拉长，抑制痉挛，此时健侧可以自由活动。头部稍前屈，躯干稍向后倾，后背用枕头稳固支撑。患侧上肢前伸，与躯干的角度不小于90°，手心向上，手腕背伸。患侧下肢伸展，膝关节稍屈曲。健侧下肢屈髋、屈膝，下面垫上枕头，以免压迫患侧。

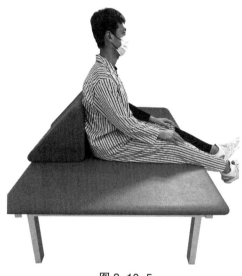

图 3-10-5

（4）床上的正确坐姿：患者的髋关节应屈曲90°，双下肢和躯干伸直（后背用枕头垫起）。双手自然放在大腿上（图3-10-5）。

（5）从仰卧位翻向患侧卧位：双手交叉举起，屈膝，将双手先摆向健侧，再反方向摆向患侧，借摆动的惯性翻向患侧。

（6）从仰卧位翻向健侧卧位：用健手托住患肘，将健腿插入患腿下方，在身体转动的同时，用健腿搬动患腿，翻向健侧。

（7）从卧位到坐位的转换：健侧卧位，健腿插入患腿下，借助健腿将患肢向床边移，然后用健肢支撑身体并坐起。同样的从坐位到卧位的转换，先使健侧上肢支撑床，头颈、躯干依次侧屈，缓慢躺下。

（8）椅子上的正确坐姿：双足平放于地面上，双手交叉，肘关节自然伸直放于桌上。患者坐在带扶手的椅子上，双足平放于地面，患侧上肢放于椅子扶手上，若扶手较窄，可在扶手上放一枕头。患足平放于地面，健腿放于患腿上（俗称跷二郎腿），双手交叉抱膝。这种方法抑制上肢屈曲和下肢伸展，并有利于患肢的负重，是对偏瘫患者的有益体位。

以上的坐—卧—翻身的良好习惯，将直接影响偏瘫患者的康复进展和效果。最初的体位转换，患者旁边一定要有人监护甚至帮扶，但切忌不要用力牵拉患肢，容易造成二次损伤，当操作自如了，方可自行移动。

三、异常姿势训练的注意事项

（1）保持正确的良好姿位。

（2）避免粗暴的关节被动活动。

（3）避免训练过度，对于恢复期患者，应逐渐提高运动的难度和运动量。

第十一节　日常生活活动能力技能训练

一、概述

（一）日常生活活动能力训练简介

1.意义

日常生活活动能力训练主要根据患者的功能状况，针对性地进行自我照顾性日常生活活动能力训练，或通过代偿手段维持和改善患者的日常生活活动能力，最终发挥患者的最大潜能，提高生活质量。

2.训练原则

（1）针对性原则：严格按照患者疾病特点、病程、评定结果等制订个体化康复训练计划，并根据患者功能状况变化及时调整训练方案。

（2）渐进性原则：训练强度由小到大，时间由短到长，动作的复杂性由易到难。开始训练一项活动时难度不宜过高，以免引起焦虑。根据患者功能状况的改善情况适时给予鼓励，增强其自信心。

（3）持久性原则：训练时间越长，动作的熟练程度越高，效果越好，因此训练需要持之以恒。

（4）综合性原则：在训练中，既重视局部的训练，也要重视全身功能状况的改善，还要注意患者的心理健康状态。

（5）安全性原则：不管采取任何训练方式，都应以保证患者安全为前提，训练中密切观察患者病情变化，避免因训练方法不当造成损伤或病情加重。

（6）节能性原则：目的是帮助患者学会如何平衡、耐受各种日常生活活动，养成良好的活动习惯。

3.训练措施

（1）制订最容易、最切实可行的训练计划。

（2）设定的活动难度应比患者的能力稍高，并针对患者的生活习惯、活动表现及学习态度灵活应用。

（3）训练应与实际生活相结合，如进餐、更衣等。

（4）鼓励患者尽量自己完成所有训练步骤，必要时操作者给予协助。

（5）鼓励家庭成员共同参与训练过程。

（6）配合其他治疗性锻炼和活动，促进体能和运动的协调性，增强活动的技巧性。

（7）考虑使用辅助器具之前尽可能找出其他实用方法，只有必须辅助时才使用。

（二）日常生活活动能力训练的目的

建立或维持患者的基本的日常生活活动，调动或发展体内的潜能，使其能生活自理，或把生活依赖性降低到最低限度。改善患者的躯体功能，如灵活性、协调性、增加活动能力，使其能独立或借助最少的帮助，完成各种体位转移，在社区内进行社会活动。

（三）训练计划的制订与实施

（1）训练前，要评估患者的能力。

（2）根据评估结果，结合患者的病情、全身功能状况，现在和将来的个人需要和愿望，住宅环境和家庭条件，制订切实可行的计划。

（3）训练计划实施时，必须早期开始，由易到难，重点突出，训练中，可以先化整为零，再化零为整。

（4）对因疾病而引起严重残疾的患者或经过适当训练仍不能独自完成日常生活能力的患者，可以借助必要的辅助器。

（5）治疗人员要耐心，患者要主动参与，有恒心。

二、日常生活活动能力训练具体内容

（一）良肢位

良肢位是指躯体、四肢的良好体位，具有防畸形、减轻症状、使躯干和肢体保持在功能状态的作用。偏瘫患者良姿位摆放的目的是防止关节挛缩畸形、肩关节半脱位和垂足减轻痉挛。要注意应在发病后立即训练，且在整个康复训练中均应保持良肢位。良肢位的具体方法如下：

（1）仰卧位：患者头部放在枕头上，抬高患侧肩关节，肩下垫一个比躯体略高的枕头，患侧上肢置于枕上，掌心向上，手指伸展，另一枕垫于患侧臀部及大腿外侧，膝关节轻度屈曲，下垫一小枕。

（2）健侧卧位：即健侧在下、患侧在上的侧卧位。头部枕在枕头上，但不宜过高。躯干与床面成直角，患侧上肢用枕头垫起，肩前屈 90°～100°，腕和肘伸展。患侧下肢也用枕头垫起，向前屈曲，健侧下肢平放，轻度屈曲。

（3）患侧卧位：即患侧在下、健侧在上的侧卧位，是所有体位中最重要的体位，利于对患侧的知觉刺激，并使整个患侧被拉长，从而减少痉挛，另一个明显的好处是健手被解放出来。头上颈部屈曲，躯干稍向后，后背垫一硬枕头，患侧肩应前伸，肘关节伸展，前臂旋后，手指张开，掌心向上。下肢呈迈步位，健侧下肢髋膝屈曲，患侧下肢呈伸髋稍屈膝体位，并用枕头在下面支持。

（4）坐位：薄枕放于患侧上肢下，患侧肩往前伸，手肘放松伸直，双足平放，躯干挺直，不可倾倒，确保患者坐正，紧靠椅背。

（二）转移技术

体位转移在日常生活能力训练中占很重要部分，包括床上活动、坐起、站立及相互位置的转移。

1. 转移技术分类

（1）独立转移：指依靠患者自己的力量所进行的转移活动。

（2）辅助转移：指在他人帮助下完成或借助他人的力量所完成的转移。

（3）器械转移：指借助器械完成的转移，包括使用转移板、绳梯、升降装置所进行的转移

2. 转移技术具体方法

（1）转移技术——偏瘫患者的翻身法。

①上肢摆动法：患者仰卧位，Bobath 握手，双膝弯曲，双足平放，头先转向要翻的一侧，双手于中立位伸肘上举，做左右侧摆动引发肩、上肢向同侧摆动，带动躯干旋转翻身。

②健腿带动法：

A. 向健侧翻身，健手将患肢放于胸前，健腿插入患腿下，在转颈及肩的同时，用健腿带动患腿翻向健侧，身体跟着转过来。

B. 向患侧翻身，将患臂挪向身体外侧，并使健腿屈膝，抬头，颈前屈，向患侧转肩，同时将健腿稍向外挪动，然后向外侧蹬床，身子随着惯性转过来。

（2）转移技术——轮椅转移。

①无须辅助：先将轮椅置于健侧床边呈 30°～45°角，关刹车，患者由卧位变换床边坐位。双足踏地后躯干微向前倾，健手伸向轮椅，健腿向前迈步，并以健腿为轴心转身坐下。

②需要辅助：

A. 先把轮椅放在床边，刹好车，帮助患者翻身至面对操作者。

B. 一手放在患者手臂的肩部往上用力，一手放在患者膝盖后面，帮助患者坐起。

C. 患者坐在床边，双脚放于地面上，使全脚掌着地，双手环抱操作者颈部。操作者站在患者健侧前方，一只脚放在患者两脚之间夹住患侧的膝关节或用膝盖顶住，双下肢屈曲下蹲，双手抱住患者的腰背部（如果较肥胖的可抓裤腰带），利用身体向后倾的力量使患者臀部离开床面，以健侧下肢为轴，旋转身体，将臀部对准轮椅坐垫坐下。

（3）穿脱裤子：

①坐位：将患肢放在健肢上，穿上患肢裤腿放下患肢再穿健腿；站起把裤子提到腰部，再坐下用健手系好腰带。脱法相反。

②卧位：先在卧位上把患腿插入裤管，然后穿健腿；仰卧位下健腿蹬踏床面，把腰部撑起，再把裤子提到腰部，系好腰带。脱法相反。

（三）助行器

辅助人体支撑体重、保持平衡和行走的器具称为助行器（Walkingaids），也可称为步行器、步行架或步行辅助器等。

科技辅助器具的作用：保持身体平衡、支持体重、增加肌力、辅助行走。

1. 助行器种类

（1）杖类助行器：手杖、肘杖、前臂支撑拐、腋杖、多脚拐杖、带座拐杖。

（2）助行架：标准型助行架、轮式助行架、助行椅、助行台。

2. 杖类助行器

（1）手杖的使用：

①手杖分类：

A. 单足手杖：适用于握力好，上肢支撑力强的患者，如偏瘫患者、老年人等。

B. 三足手杖：适用于平衡能力稍欠佳、使用单足手杖不安全的患者。

C. 四足手杖：适用于平衡能力欠佳，臂力较弱或患有震颤麻痹、使用三足手杖不安全的患者。

②手杖的使用：

A. 手杖两点步：同时伸出手杖和患足并支撑体重，再迈出健足，手杖与患足作为一点，健侧足作为一点，交替支撑体重的步行方式。

B.手杖三点步行：伸出手杖→迈出患足→迈出健足。

手杖三点步行分三型：后型、并列型和前型。

后型：健足迈出的步幅较小，健足落地后足尖在患足尖之后。步行稳定性好，恢复早期患者常用此种步行方式。

并列型：健足落地后足尖与患足尖在一条横线上。

前型：健足迈出的步幅较大，健足落地后足尖超过患足尖。此种步行稳定性最差。

3. 助行架

（1）种类与结构：有标准型助行架、轮式助行架、助行椅、助行台等。

（2）标准型助行架适应证：

①全身或双下肢肌力降低或协调性差，需要独立、稳定站立者，如多发性硬化症或帕金森病。

②单侧下肢无力或截肢，需要比单臂操作助行器更大支持，如老年性骨关节炎或股骨骨折愈合后。

③需要广泛支持，以帮助活动和建立自信心，如用于长期卧床或患病的老年人。

（3）轮式助行架适应证及注意事项：

①适应证：轮式助行架：指有轮子、手柄和支脚提供支撑的双臂操作助行器。适用于下肢功能障碍，且不能抬起助行架步行的患者。分为前轮轮式助行架、三轮型轮式助行架。

②注意事项：

A.每次使用前，检查橡皮头及螺丝有无变形或损坏，如有损坏应重新更换以维持其安全性。

B.避免地面潮湿、光线不足及有障碍物时行走，以免滑倒或绊倒。

C.使用助行器时不可只穿袜子而不穿鞋，且应避免穿拖鞋或高跟鞋。

（4）使用协步椅的方法及注意事项：

①协步椅的行走方法：先移动协步椅→患肢→健肢。

②注意事项：

A.第一次下床使用，须有医护人员在旁指导。

B.行走前先站稳，步伐不宜太大，眼睛向前看，不要向下看。

C.渐进增加行走的活动量。

D.往前跨之步伐以到助行器的一半为宜，太过向前容易导致重心不稳而向前跌倒。

E.必须确定4个角都放稳了，才往前跨步。

第四章　作业疗法

第一节　作业疗法的定义与目的

一、作业疗法的定义

作业疗法是指有选择性和目的性地应用与日常生活、工作、学习和休闲等有关的各种活动来治疗患者躯体、心理等方面的功能障碍，预防生活及工作能力的丧失或残疾，发挥患者身心的最大潜能，以最大限度地改善和恢复患者躯体、心理和社会等方面的功能，提高生存质量，使其早日回归家庭、重返社会的一种康复治疗技术或方法。

二、作业疗法的目的

作业疗法的目的是在于增强肢体尤其是手的灵活性及协调性，增加功能活动的控制能力和耐力，调节患者心理状态，改善和提高患者日常生活活动能力，提高生存质量，使其早日回归家庭，重返社会。

第二节　作业疗法的基本方法

一、按作业活动和功能分类

（1）日常生活活动训练：是指人们为了满足日常生活的需要而每天必须反复进行的、具有共性的基本活动。日常生活活动一般包括衣、食、住、行和个人卫生等5个方面的内容，包括穿衣、进食、如厕、洗漱、坐起、床上翻身、行走等活动。

（2）生产性作业活动训练：是指能创造价值的活动，通过这类作业活动能生产出一定的产品或作品。生产性作业活动一般有：编织、刺绣、纺织、泥塑、制陶等手工艺以及园艺等。其目的是通过这类活动可获得一定的技能。

（3）娱乐休闲性活动训练：是指利用各种游戏、棋牌、书画、弹琴、集体郊游等娱乐休闲的活动以调节患者的精神心理状态、转移注意力和丰富患者的生活，并同时使患者在心情轻松、愉悦的情况下，获得功能的改善。

（4）特殊教育性活动训练：是指针对一些有发育障碍或残疾的青少年患者，进行特殊的教育和训练的活动，使他们在进行康复治疗的同时，可获得一些知识和技能。其内容包括各种文化知识教育、唱歌、跳舞及游戏活动等。

二、按作业治疗的目的分类

（1）减轻疼痛的作业活动。

（2）增强肌力的作业活动。

（3）增加耐力的作业活动。

（4）改善关节活动范围的作业活动。

（5）改善手眼协调性和平衡控制能力的作业活动。

（6）改善知觉技能的作业活动。

（7）改善视、听、触觉的作业活动。

（8）改善记忆力、定向力、注意力、理解力等认知功能的作业活动。

（9）增强语言表达及沟通能力的作业活动。

第三节　肩关节训练

肩关节是比较灵活的一个关节，大部分日常活动都需要肩关节的参与。它的基本运动包括前屈、后伸、内收、外展、水平内收、水平外展、旋内和旋外。

一、预防肩关节粘连和肌肉萎缩的活动

（1）双手交叉上举训练：取坐位或者仰卧位，双手交叉，患侧拇指在上，肘关节伸直，用健侧上肢带动患侧上肢做肩关节的前屈训练（图4-3-1）。

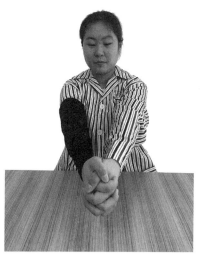

图4-3-1

（2）患侧肘支撑训练：患者坐在桌前，患侧肘和前臂平放在桌面上，身体重心偏向患侧，做关节囊内的挤压，可以减少肩痛的发生（图4-3-2、图4-3-3）。

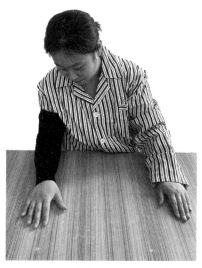

图4-3-2

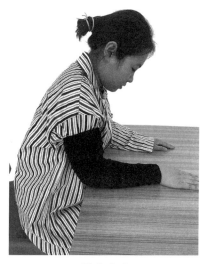

图4-3-3

（3）滚筒训练：取坐位或站立位，双手交叉，患侧拇指在上，手臂放在滚筒上，肘关节伸直，通过身体的前倾来达到活动肩关节的目的（图4-3-4、图4-3-5）。

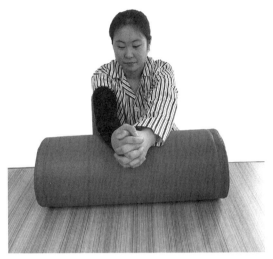 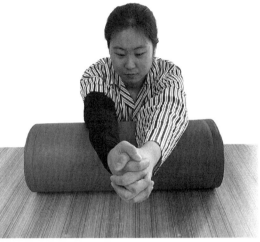

图4-3-4　　　　　　　　　　　　　　图4-3-5

二、增加肌力的活动

（1）举木棒训练：取一长度比双肩宽一点的木棒，双手分别握住木棒的两端，放在身体前方，肘关节伸直，双手缓慢抬起木棒，训练患侧肩关节肌力（图4-3-6、图4-3-7）。

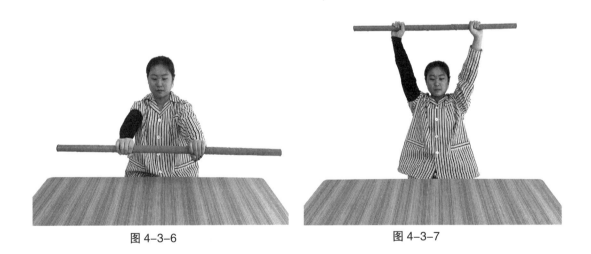

图4-3-6　　　　　　　　　　　　　　图4-3-7

（2）负重练习：在患侧手腕绑一沙袋，做肩关节各个方向的主动活动练习（图4-3-8～图4-3-11）。

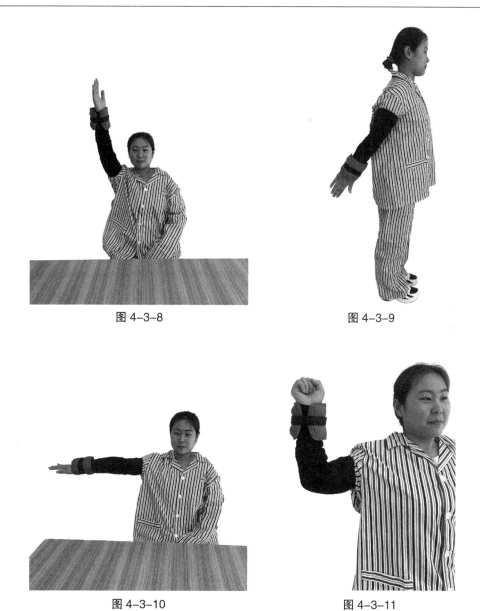

图 4-3-8   图 4-3-9

图 4-3-10   图 4-3-11

第四节　肘关节训练

　　肘关节作为中间关节对肩胛带及前臂与手腕的影响是很大的，屈曲手臂持物能力是许多活动的基础，也是将物品从一处转移到另一处的重要组成部分，因此，训练手臂的选择性屈曲—伸展在治疗活动中也同样重要。

　　一、维持关节活动度、肌肉长度及延展性的活动

　　（1）牵拉肘关节：取坐位，双手十指交叉，患侧拇指在上，缓慢弯曲肘关节，使双手碰一侧肩膀，然后放下伸直保持 5 秒，再抬起碰触另一侧，如此反复（图 4-4-1~图 4-4-3）。

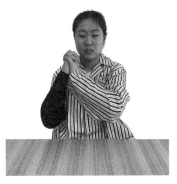

图 4-4-1

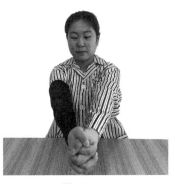

图 4-4-2

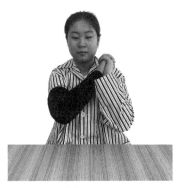

图 4-4-3

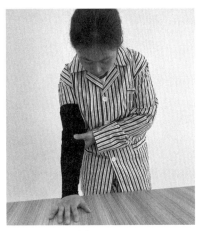

图 4-4-4

（2）手支撑：患者取站位，用健侧手将患侧手打开，平放在桌面上，健侧手可以帮助患侧肘关节伸直，使整个患侧上肢伸直，撑在桌面上，时间不要过长，10～15分钟为宜（图 4-4-4）。

二、增加肌力的活动

（1）擦桌子训练：取站位或者坐位，手掌下放一个厚毛巾，通过向各个方向的擦桌子练习来增加肘关节力量（图 4-4-5、图 4-4-6）。

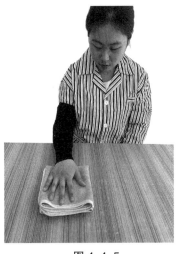

图 4-4-5

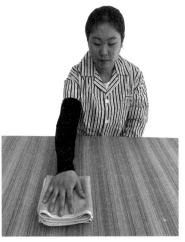

图 4-4-6

（2）投球训练：取坐位或者站立位，将手中的球向前抛出（图4-4-7、图4-4-8）。

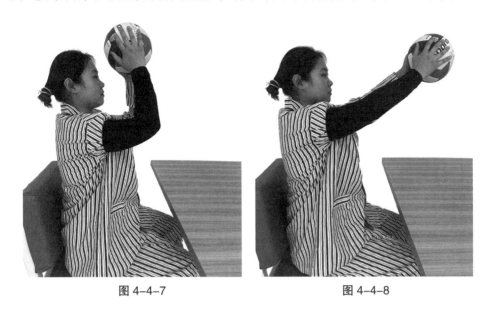

图 4-4-7　　　　　　　　　　　　　　图 4-4-8

（3）弹力带抗阻训练：取坐位，将弹力带一端固定在椅子上，另一端缠绕在手上，把手用力地向前推出去，直到肘关节伸直，如此反复，增加肘关节的肌力与耐力（图4-4-9、图4-4-10）。

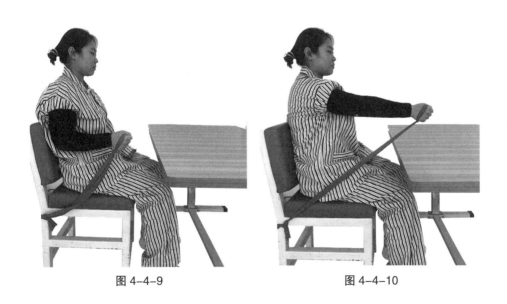

图 4-4-9　　　　　　　　　　　　　　图 4-4-10

第五节　前臂训练

前臂的主要功能是旋前和旋后，旋前旋后的意义是使手腕能够完成旋转。手腕具有良好的旋转功能非常重要，可以使手的动作更加灵活，用手工作更方便，更省体力。

（1）健手辅助下的练习：取坐位，将患侧前臂平放在桌面上，健手放在患侧手腕上方，带动前臂做旋前旋后的练习（图4-5-1、图4-5-2）。

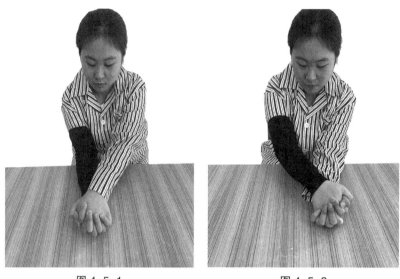

图4-5-1　　　　　　　　　　　图4-5-2

（2）抗阻练习：前臂平放于桌面上，手里握住木棒，做旋前旋后训练（图4-5-3~图4-5-5）。

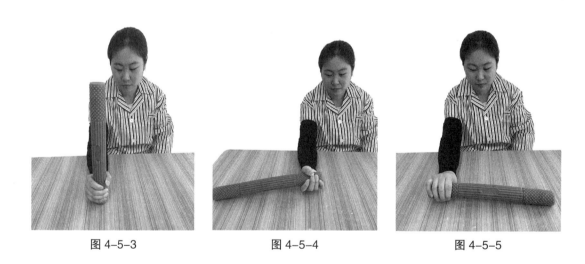

图4-5-3　　　　　　　　图4-5-4　　　　　　　　图4-5-5

（3）翻纸牌、翻书练习：通过翻纸牌和书来练习前臂的旋前旋后（图4-5-6、图4-5-7）。

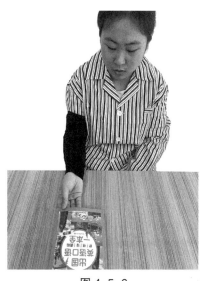

图 4-5-6

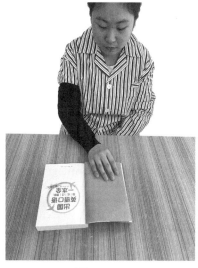

图 4-5-7

（4）倒水练习：将桌子上左右并排的两个杯子，左边杯子里的水倒入右边的杯子里，在这个过程中要强调前臂旋前或旋后的动作。

第六节　腕关节训练

腕关节是非常重要的关节，几乎手部的所有活动都要通过腕关节作为支点来完成。腕关节的功能位是腕关节轻度背伸 20°～30°，并轻度尺偏。

（1）健手辅助下的练习：双手十指相对互相用力支撑，使手掌与前臂呈 90° 角，保持 1 分钟，可以使腕关节进行背伸训练，增加腕关节的活动范围（如图 4-6-1）。

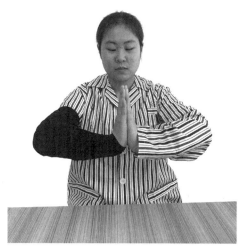

图 4-6-1

（2）主动的腕背伸练习：取坐位，手臂置于桌边，使整只手悬空，努力地抬起，此时，健侧手可以通过拍打患侧手臂帮助它伸展（图4-6-2、图4-6-3）。

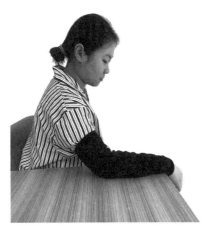 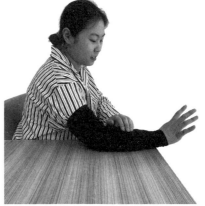

图4-6-2　　　　　　　　　　　　　图4-6-3

（3）渐进抗阻训练：将一个沙袋固定在一根圆木棒上，手掌向下抓住圆木棒，双手做伸腕动作，训练伸腕肌力；可根据肌力水平，调节沙袋重量，实现渐进抗阻（如图4-6-4～图4-6-6）。

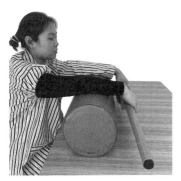 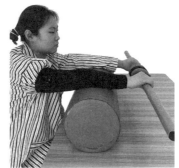 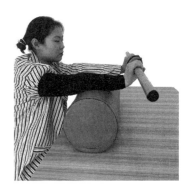

图4-6-4　　　　　　　　图4-6-5　　　　　　　　图4-6-6

（4）拍皮球运动有助于腕屈伸能力的提高。

（5）拧毛巾：通过双手向相反的方向拧毛巾来增加腕关节的肌力（图4-6-7、图4-6-8）。

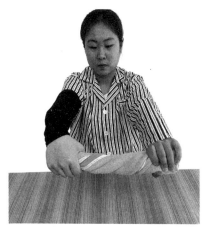

图 4-6-7

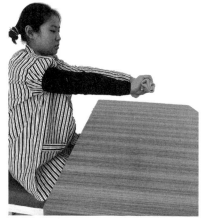

图 4-6-8

第七节 综合性手部动作能力训练

综合性手部训练是可以做综合性、连续性、具有功能性的动作。进行拼插组合性玩具、折纸、布贴工艺、弹琴等丰富多彩的游戏可促进手部连贯动作的训练。

（1）豆贴画：是指使用各种各样的豆为材料制作的粘贴画，所创作的作品立体感强、视觉效果独特，给人耳目一新的感觉。

①涂胶：用棉签蘸白乳胶均匀涂抹于彩纸上，注意涂抹范围不要超过设计的图画范围，厚薄要均匀，不可过多或过少。

②粘贴：用镊子夹取选好的豆子，放于画好的图画中，注意放平整紧密。

（2）书法：书法是以汉字为表现对象，以毛笔及各类硬笔为表现工具的一种线条造型艺术。通过书法进行治疗和训练的方法称为书法疗法（图 4-7-1）。

（3）手工编织：根据用途不同可分为器类、衣物类、家具类、装饰类四大类。按工艺技法分为交织、针织、编织、钩织等，按所用原料分为草编、竹编、柳编、藤编、棕编、葵编、绳编等类。

（4）剪纸、折纸：简单易学，趣味性强，具有很强的直观性和可操作性，且工具材料简单（图 4-7-2）。

（5）插花：就是把花插在瓶、盘、盆等容器里。根据一定的构思来选材，遵循一定的创作法则，插成一个优美的形体，借此表达一种主题，传递一种感情和情趣，获得精神上的美感和愉快。较适合用于手部关节活动度训练、协调性训练、灵活度训练、耐力训练、握力训练、捏力训练。

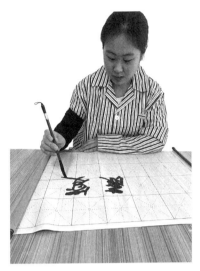

图 4-7-1

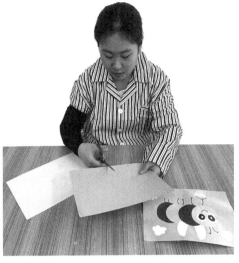

图 4-7-2

第八节　偏瘫手训练

一、正常手运动功能特点

手的正常抓握功能有赖于手部骨和关节的完整性、肌肉和神经运动支配的平衡关系以及手感觉神经传导正常。

手的主要功能是抓握，但相当精细而复杂。可以将正常手功能抓握总结为 13 种基本形式，包括悬垂、托举、触摸、推压、叩击、动态操作、球形掌握、球形指尖握、柱状抓握、勾拉、二指尖捏、多指尖捏和侧捏。

二、治疗性运动

相关治疗性运动包括被动活动、向心性按摩、软组织牵伸以及主动运动、肌力、协调性训练。

1. 主动运动

手损伤后即使是很小的肌肉，主动收缩也有助于手和上肢的淋巴回流。应让能够活动的关节尽早开始主动运动，能有效控制水肿、预防软组织粘连、增强肌力、改善关节活动度和手的协调、灵活性。

2. 增强肌力练习

在治疗过程中，应逐渐增加肌力和耐力训练。在开始进行肌力训练时，必须让患者按照接近全范围关节活动度和尽可能无痛的原则进行。从非抗阻力主动运动到轻微抗阻力主动运动，再到中度和重度抗阻力主动运动的循序渐进原则设计合理的治疗方案。

3. 抗阻力活动

可以由作业治疗师或者患者通过徒手施加阻力进行（多在早期抗阻练习中应用），也可以选用橡皮泥、变形球、弹力治疗带、橡皮筋网、弹簧夹进行。在训练时注意保护关节、避免过度训练。同时，鼓励患者在日常生活中多用患手（图 4-8-1、图 4-8-2）。

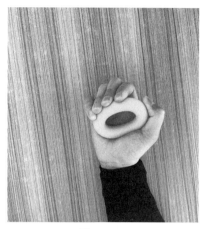

图 4-8-1

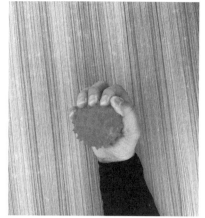

图 4-8-2

三、改善协调性练习

协调是指控制正确和稳定运动的能力。协调运动包括粗大运动（如肩、肘、腕关节活动）和精细运动（如掌指关节和指间关节活动）。反复、准确地练习是协调训练的关键。治疗师可以设计打绳结、拧螺丝、拾豆子、拾硬币、用镊子或筷子夹捏小物件、翻书、点钞等游戏活动，训练手的灵活性和协调性。随着手的灵活和协调性提高，逐渐增加训练速度和准确性，在相对短的时间内完成诸如木工、金工或编织等活动（图 4-8-3 ~ 图 4-8-5）。

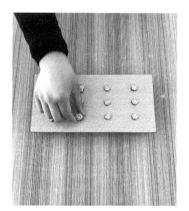

图 4-8-3

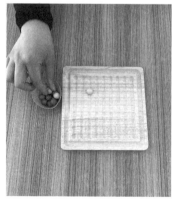

图 4-8-4

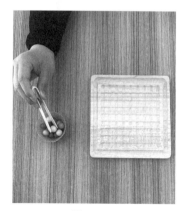

图 4-8-5

第九节　手眼协调训练

手眼协调是指人在视觉配合下手的精细动作的协调性，是由小肌肉的能力配合知觉的能力而组成的。目的是改善动作的质量，即改善完成动作的方向和节奏、力量和速度，以达到能准确地完成日常生活活动的目的。

（1）套圈：套圈作业活动是由若干靶棍和环圈构成的装置。环圈可于远处抛掷而套于靶棍上，训练手、眼协调能力以及上肢肌力和关节活动范围，具有多样性和趣味性（图4-9-1、图4-9-2）。

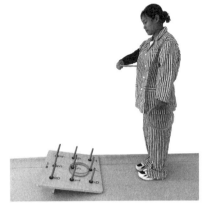 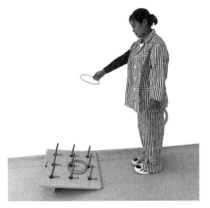

图4-9-1   图4-9-2

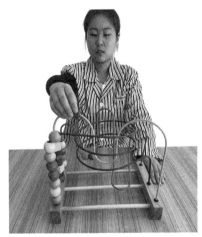

图4-9-3

（2）手眼协调训练器：通过把套珠绕过不同的线路从一侧转移到另一侧来达到训练的目的（图4-9-3）。

（3）双上肢交替摸肩上举：左右两侧上肢伸直上举，然后交替屈曲肘关节，摸同侧肩，并逐渐加快速度（图4-9-4、图4-9-5）。

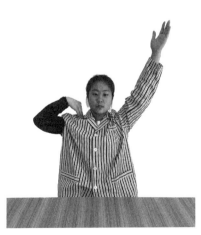 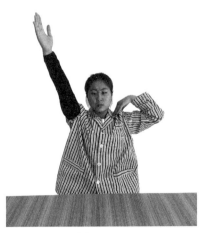

图4-9-4   图4-9-5

第十节 认知训练

认知功能是指人在对客观事物的认识过程中对感觉输入信息的获取、编码、操作、提取和使用的过程，是输入和输出之间发生的内部心理过程。常见认知障碍包括注意力、记忆力、思维、解决问题能力及推理能力障碍等。

一、注意障碍

注意力是指人们集中于某种特殊内外环境刺激而不被其他刺激分散的能力。这是一个主动过程，包括警觉、选择和持续等多个成分。

（1）在纸上用红笔或黑笔写出"红"和"黑"两个字并随机排列，颜色的名称以用不同颜色的笔写出，如用红笔写"黑"，用黑笔写"红"。要求患者根据口令，呼出字义或呼出字的颜色。

（2）猜测游戏：先利用两个透明玻璃杯和10个乒乓球，在患者的注视下由测试者将两个杯子依次扣在桌上，其中一个杯子反扣在球上，让患者指出哪一个杯子中有球，反复数次。无误差后改两个不透明的杯子，让患者指出球在哪一个杯子里，反复数次，方法同前，以此类推。

二、记忆障碍

记忆是既往经验在脑内的贮存和再现的心理过程，包括信息的识记、保持和再现三个环节。

（1）拼图训练：先用积木随机摆出一个图形，然后打乱，再根据自己的记忆恢复出之前的图形。

（2）复述故事训练：可以看一些短小的故事，然后自己组织语言将故事复述出来。

三、单侧忽略

单侧忽略又称单侧空间忽略、单侧不注意或单侧空间失认，是指对来自损伤半球对侧的刺激无反应，主要以视觉形式表现，也可以表现在近体空间的触觉及空间表象上。表现为以体轴为中心，离体轴越远越容易忽略。

（1）感觉输入法：

浅感觉：对忽略侧肢体的皮肤进行冷、热触觉刺激。

深感觉：主动或被动活动忽略侧肢体，或在患者的注视下，用健手摩擦其忽略侧肢体。

视觉：训练患者对忽略侧有意识地扫描，面对镜子自画像、梳洗等。

（2）交叉促进训练：在患肢的肩关节有一些主动活动能力时，可将手放在有滑轮的滑板上，在桌面做越过中线的环形活动。

（3）拼图时拼图放在忽略侧。

（4）让患者删除几行字母中指定的字母，有漏删时让他大声读出漏删的字母并再删去。

第十一节　作业疗法的家庭指导

一、家居环境改造及社区环境改造

家居环境改造是作业治疗过程中十分重要的一部分，尤其是对于一个准备出院，回到家庭生活的患者来说尤为关键。所以，为了让这类患者能够遇到较少的障碍，并有更多独立的能力，应予以恰当的环境改造，可以减少他们在生活中遇到的障碍，增加患者在家庭生活中的独立性和安全性。

二、方法

（1）起居室：至少要有 1.5 米 × 1.5 米的空间供轮椅各个方向的转动，餐桌的高度在可供轮椅进入的前提下不能高于 0.75 米；过道的宽度应不少于 1.05 米；电插座不应低于 0.5 米。

（2）卧室：同样地，至少要有 1.5 米 × 1.5 米的空间供轮椅做各个方向的转动；滑动门或折叠门以及手柄式的门把较为合适；患者在床上时可以用手触及电灯开关；床的高度应与轮椅的座位高度相近，对于非轮椅使用者，床的高度应以患者坐在床边，在髋和膝关节保持约 90° 时，双脚能平放在地面为宜。

（3）厕所和浴室：对于轮椅使用者，面积不应少于 1.5 米 × 1.75 米；最好没有门槛，又或者门槛的高度小于 2.5 厘米；门应该是向外开的；杂物架、毛巾架和水龙头的高度应在 0.9 ~ 1.2 米；建议在浴室中安装镜子；坐厕较为适合，高度应在 0.45 ~ 0.75 米；坐厕的一侧或两侧应装有扶手；冲厕开关应装在较为宽敞的一侧，高度在 0.6 ~ 1.05 米；洗手盆的高度应在 0.75 米以下，同时，洗手盆下方至少应有高度为 0.55 米的空间供轮椅进入；淋浴处应有淋浴椅或浴缸上有淋浴板；浴缸的高度与轮椅的座位高度相仿；淋浴处应安装扶手，高度应在 0.75 米以下；热水器的高度应在 0.9 ~ 1.2 米；应使用手握式的淋浴头，淋浴头的固定架的高度应低于 1.1 米。

在厕所和浴室安装扶手时要考虑以下因素：使用扶手的目的、患者的能力、安装的可能性、安装的部位、扶手的类型、长度和直径、扶手的数目等。扶手最好是不锈钢防滑的，长度一般有 0.3 米、0.45 米和 0.6 米，直径一般为 2.5 ~ 3 厘米，扶手的类型可根据不同的需要选择直条形和 "L" 形直条形扶手，安装时可根据需要安装成水平、垂直或倾斜，倾斜的角度在 15° ~ 30° 之间，而且要用膨胀螺丝稳固地安装在能承力的墙上。水平安装的扶手方便肘关节在屈曲 45° 时推撑或拉，垂直的扶手便于站立时的轴心转动和保持站立位的稳定，"L" 形的扶手则两者兼备。向上倾斜的扶手便于坐下时用手牵拉，向下倾斜的扶手便于起立时推撑。

（4）厨房：同样地，对于轮椅使用者，面积不应少于 1.5 米 × 1.5 米；最好没有门槛或者门槛的高度小于 2.5 厘米；炉灶的高度应该在 0.76 ~ 0.8 米，炉灶下应至少有 0.18 米高度的空间；水槽的高度应是 0.8 米，水槽下要有 0.55 米高度的空间供轮椅进入；厨房案板的高度不应高于 0.75 米，宽度不应大于 0.57 米；橱柜的高度应在 1.23 米以下。

第五章 语言训练

语言是人和其他动物相区别的主要标志之一，是人类交往的工具，也是表达个体思想的工具。脑卒中患者并发言语障碍多由于脑血管疾病后损伤大脑优势半球语言中枢所致。由于严重影响患者生活质量，临床对其重视程度越来越高，言语康复已经成为脑卒中康复治疗中的重要组成部分。

脑卒中失语症是脑血管意外后的常见并发症，是由于脑卒中后大脑语言中枢受到损伤引起的。当与这些功能有关的脑组织受损时，就会出现相应的语言功能障碍。表现为口语表达困难，不能理解，命名困难，复述差，说话流利性减低，无法参与正常社交活动，甚至日常生活也受到一定程度的影响。为使患者说话、理解、阅读、计算、写字能力得到改善，其特殊的功能康复训练是非常重要的。语言训练可提高患者的语言表达能力和理解能力。语言训练的原则应尽早开始，早期干预，早期治疗，为患者提供丰富的语言环境。语言训练应坚持因材施教的原则，根据评估结果为每个患者制订具体的康复目标和训练计划。

第一节 常见失语症分类

一、外侧裂周失语综合征

（1）运动性失语：口语表达障碍最为突出，语量少，找词困难，语言呈电报文样，严重的时候表现为无言状态。虽然说话少，但常为实质词；虽存在失语法情况，交谈时仍可基本达意。命名困难，语言复述困难，口语理解相对较好，简单的句子可以理解，复杂的语言或命令的理解较为困难，阅读以及书写均不同程度地受到损害。

（2）感觉性失语：口语理解障碍为突出特点，表现为语量多，说话不费力，患者自己很流利地说，却不知道在说什么，错语多且不容易被人理解的新语，缺乏实质词，表现为语言空洞、难以理解、答非所问。复述和听写障碍与对语音理解和语义理解存在障碍一致。命名、朗诵及文字理解存在不同程度的障碍。

（3）传导性失语：复述不成比例的受损为此型失语的特点。患者常表现为找词困难，谈话常因此出现犹豫、中断。口语理解有轻度障碍，命名及朗诵中出现明显的语音错误，伴有不同程度的书写障碍。

二、分水岭区失语综合征

（1）经皮质运动性失语：自发语言较少，但对刺激往往会做出相应的简单反应，不能说出有组织的语言，复述功能保留很好，命名、阅读和书写能力不正常，但存在个体差异。口语理解和文字理解方面能力保留较好，与运动性失语最大的区别是可以复述较长的句子。

（2）经皮质感觉性失语：错语较多，命名严重障碍，复述能力较好，虽然不知道别人在说什么，但总重复别人说的话。语言理解和文字理解都出现障碍。

（3）经皮质混合性失语：自发语言严重障碍，完全不能表达自我意思。理解障碍比较明显，文字理解和口语理解都有困难，书写也存在困难，但复述能力被很好地保留下来。

三、命名性失语

此种失语为以命名障碍为主要表现的流畅性失语。找词困难、缺少实质词，对人的名字也有严重的命名困难。

四、完全性失语

此种失语听、说、读、写全部语言功能损害，是最严重的类型。

第二节　失语症的评估

失语的检查评估是了解患者听、说、读、写的具体水平，是初步全面掌握语言功能的过程，其结果可作为训练前后效果比较的依据。失语评估一般进行 3 次，初次评估为发病一周，中期评估在患者集中治疗后的一段时间，末期评估在语言康复治疗后达到最高水平。

目前，国内常采用的失语检查评估法将失语程度分为 0 ~ 5 级，见表 5-1。

表 5-1　波士顿诊断性失语检查法（BDAE）中的失语症严重程度分级标准

0 级：无有意义语言和听理解能力

1 级：所有语言交流中不连续语言表达，大部分需要听者推测、询问和猜测，可交流的信息范围有限，听者在语言交流中感到困难

2 级：在听者的帮助下，可进行熟悉的话题交谈，患者常不能表达出自己的思想，与检查者进行语言交流感到困难

3 级：在极少帮助或无帮助下，患者可讨论几乎所有的日常问题。但由于语言或理解力的减弱，使某些谈话出现困难或不可能

4 级：语言流利但可观察到理解障碍，在思想表达和语言表达无明显的限制

5 级：极少可分辨的言语障碍

有从听、说、读、写等方面进行评估，满分为 100 分，如汉语失语检查法、汉语失写检查法，疗效评定标准：语言流利、书写、记忆、理解能力均正常；显效：治疗后失语症严重程度分级达 4 级以上；有效：治疗后失语症严重程度分级提高至少 1 级以上；无效：治疗后失语症严重程度分级无变化。

第三节　常见失语症类型的治疗方法

一、不同失语症训练重点

不同失语症训练重点具体见表 5-2。

表 5-2 不同失语症训练重点

失语症类型	训练重点
运动性失语	构音训练、口语和文字表达
感觉性失语	听理解、复述、会话
命名性失语	执行口头指令、口语命名、文字称呼
传导性失语	听写、复述
经皮质感觉性失语	以感觉性失语课题为基础
经皮质运动性失语	以运动性失语课题为基础
经皮质混合性失语	以完全失语课题为基础
完全性失语	视觉理解、听觉理解、手势、交流板应用

二、不同失语类型的康复训练

1.运动性失语的康复训练

（1）发音前准备：指导患者鼓腮、抿嘴、吹蜡烛，反复进行。指导患者尽量将舌往外伸，然后将舌向外上、外下、外左、外右运动，由慢到快（图 5-3-1 ~ 图 5-3-7）。

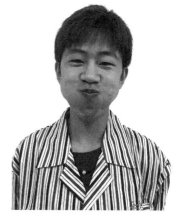

图 5-3-1

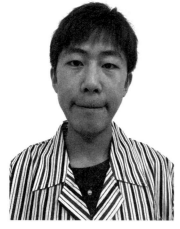

图 5-3-2

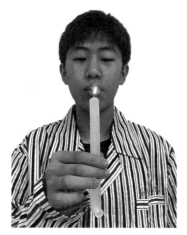

图 5-3-3

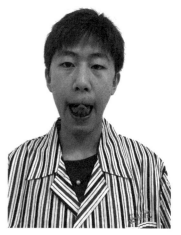

图 5-3-4

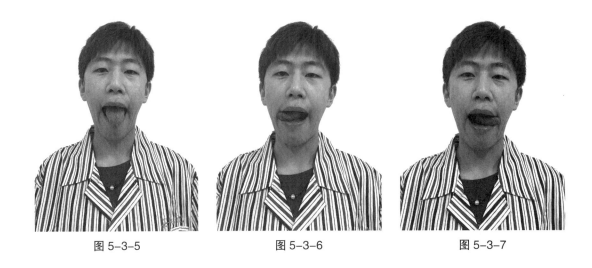

图 5-3-5   图 5-3-6   图 5-3-7

（2）发音训练：先学喉音，如发喝、哈（叹气）音；后学唇音，如学吹气转为 p、b 音，逐渐学舌齿音、t 音。先学说常用的比较熟悉的单字（图 5-3-8 ～ 图 5-3-10）。

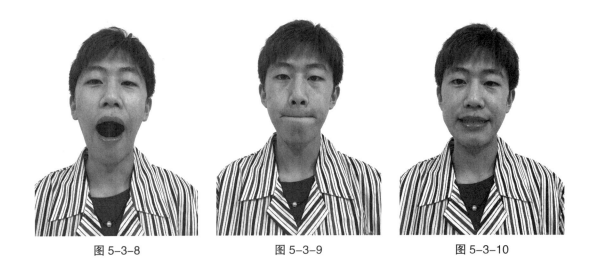

图 5-3-8   图 5-3-9   图 5-3-10

（3）应答训练：与患者进行简短交流，一边提问一边引导其讲话，对话时用短、清楚的句子，说话的速度比正常缓慢，使患者可以直接答"是"或"不是"。

（4）手势训练：运用手势作言语交流方式，在患者与医护之间建立言语内容的共同手势，如"点头"表示是，"摆头"表示不是等（图 5-3-11、图 5-3-12）。

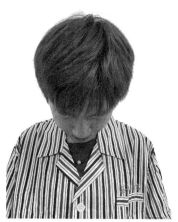
图 5-3-11

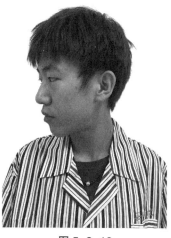
图 5-3-12

（5）语言交流训练：对表达极困难的患者，可选用日常生活图片呈现给患者。利用识字卡片，选择一些常用的字、词，让患者跟着读，如指图片"洗脸""吃饭"等或指字词"睡觉""小便"等，再依次教词组、短句（图 5-3-13、图 5-3-14）。

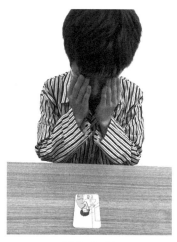
图 5-3-13

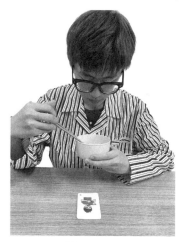
图 5-3-14

2.感觉性失语的康复训练

（1）手势训练法：语言配合手势进行训练。比如说让患者"洗脸"，边说词语边用毛巾示意洗脸的动作，两相结合，复述演示，使患者很快理解其含义。

（2）听力训练：声音刺激，如听音乐、听广播、读书读报，使患者注意力集中，刺激思维，增强语言的理解力。选择其平时最喜欢的音乐为宜（图 5-3-15）。

（3）词语听觉辨认：出示一定数量的实物图片，或在交流板上写一些简单的短语、短句，提出一些患者感兴趣的问题，从物品名称到物品功能、属性特征等，由易到

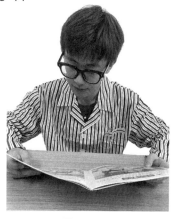
图 5-3-15

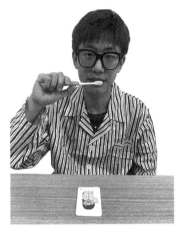

图 5-3-16

难，鼓励其回答，帮助和提高理解力。

（4）记忆训练：让患者按顺序回忆有关的事和物，如"昨天早上吃什么早餐？""这张相片在哪里照的？"

（5）视觉训练：如给患者送去一杯水、牙膏、牙刷，然后指示"刷牙"。患者可以按口令去刷牙。虽然患者不能理解讲话的意思，但他知道应该怎样做，如此反复强化，刺激视觉的理解（图 5-3-16）。

3. 完全性失语的康复训练

因患者语言功能完全丧失，对眼神、姿势、语调、面部表情极敏感，可学会非语言交流（图 5-3-17 ~ 图 5-3-19）。

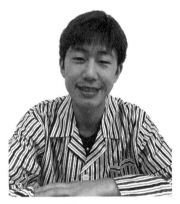

图 5-3-17

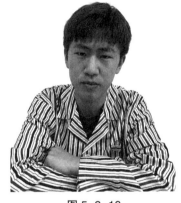

图 5-3-18

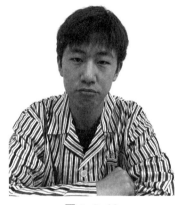

图 5-3-19

4. 命名性失语的康复训练

训练应强化对名称的记忆，如拿出一支笔，要求患者说出其名称，答不出来时，可以拿一张纸做写字的动作，并提示"用……写字"，促使其将用途、名称结合。当可表达名称时，嘱其反复训练（图 5-3-20）。

一些学者的研究认为，康复训练可增加言语功能的恢复速度和程度，在药物治疗的同时进行语言矫治，其治疗与不治疗的预期后果不一样；亦有研究表明，病程在 6 个月后的脑卒中完全性失语症患者也有一定的治疗价值。相比较而言，不同的失语类型训练恢复程度不一，命名性失语、传导性失语疗效好，运动性失语次之，感觉性失语疗效较差，完全性失语预后最差。

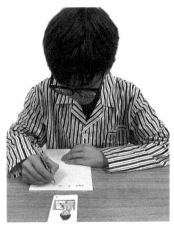

图 5-3-20

第六章 吞咽训练

吞咽障碍是指由于下颌、双唇、舌、软腭、咽喉、食管等器官结构或功能受损，不能安全有效地把食物输送到胃内的过程。引起吞咽困难的病因主要有：中枢系统疾病（如脑卒中、脑外伤、脑肿瘤、帕金森等）；口咽部器质性疾病（如口腔及头颈部恶性肿瘤或赘生物；口腔、鼻咽及头颈部放疗或化疗后等）。吞咽困难是脑卒中后常见并发症，常对患者的生理、心理健康造成严重影响。吞咽功能减退可造成误吸、支气管痉挛、气道阻塞、窒息、脱水和营养不良等危害。

常见吞咽障碍的表现有嘴角漏饭，流口水，食物咽不干净，口腔有残留，食物从鼻子漏出，常常呛咳，喉咙有堵塞感，自觉胸闷不适，胃灼热。

第一节 吞咽障碍的评估

1. 吞咽筛查量表（EAT-10）

有助于识别误吸的征兆和隐性误吸以及异常吞咽的体征；与饮水试验合用，可提高筛查试验的敏感性和特异性（表6-1）。

表6-1 吞咽筛查量表（EAT-10）

得分：（总分40分，大于3分为异常）

回答您所经历的下列问题处于什么程度?	0：没有	1：轻度	2：中度	3：重度	4：严重
1. 我的吞咽问题已经使我的体重减轻	0	1	2	3	4
2. 我的吞咽问题影响到我在外就餐	0	1	2	3	4
3. 吞咽液体费力	0	1	2	3	4
4. 吞咽固体食物费力	0	1	2	3	4
5. 吞咽药片（丸）费力	0	1	2	3	4
6. 吞咽时有疼痛	0	1	2	3	4
7. 我的吞咽问题影响到我享用食物时的快感	0	1	2	3	4
8. 我吞咽时有食物卡在喉咙的感觉	0	1	2	3	4
9. 我吃东西时会咳嗽	1	2	3	4	—
10. 我吞咽时感到紧张	0	1	2	3	4

2. 反复唾液吞咽试验

这是一种评估反复吞咽的能力、与误咽的相关性高、较为安全简单的筛查方法。

（1）被检查者采取坐位，但是如不能采取坐位，半坐位也可。

（2）检查者将手指放在喉结上方，让其尽量快速反复吞咽，喉结及舌骨随着吞咽运动，越过手指，向前上方移动再复位，记录患者 30 秒内做吞咽喉上抬的次数和幅度。当口腔干燥不能吞咽时，可用水湿润舌头。此方法不需要特殊的器具，且在短时间内完成，既经济又安全。

如 30 秒以内吞咽次数少于 3 次或喉上抬的幅度小于 2 厘米为异常。

3. 洼田饮水试验

该法通过饮用 30 毫升水来筛查患者有无吞咽障碍，并可反映其严重程度，安全快捷。

方法：让患者按习惯喝温水 30 毫升，然后观察和记录饮水时间、有无呛咳等。

1 级（优）：能顺利地 1 次将水咽下。

2 级（良）：分 2 次以上，能不呛咳地咽下。

3 级（中）：能 1 次咽下，但有呛咳。

4 级（可）：分 2 次以上咽下，但有呛咳。

5 级（差）：频繁呛咳，不能全部咽下。

正常：1 级，5 秒之内（1a）；可疑：1 级，5 秒以上（1b）或 2 级；异常：3～5 级。

4. 染料测试

对于气管切开患者，可以利用食物色素进行测试，是筛检有无误吸的一种方法。如果患者存在误吸，不建议经口进食，容易造成肺内感染。

第二节　吞咽训练的方法

1. 间接吞咽训练

由于间接训练法不使用食物，误咽、窒息等危险性很小，可用于各种程度的吞咽障碍患者。

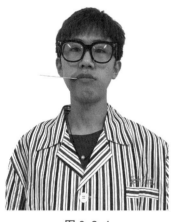

（1）如果患者常常嘴角漏饭，流口水，试试口肌训练。当患者嚼东西无力的时候，可试试咬紧压舌板进行练习（图 6-2-1）。

图 6-2-1

当患者搅拌功能差，可进行舌上、下、左、右、前、后主动活动（图6-2-2～图6-2-5）。

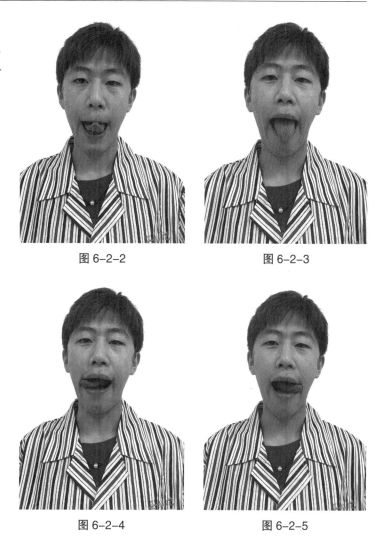

图 6-2-2　　　　　　　　图 6-2-3

图 6-2-4　　　　　　　　图 6-2-5

（2）改善颈部前、后、左、右旋转关节活动度，进行颈部屈肌的肌力强化以及颈部放松训练（图6-2-6～图6-2-9）。

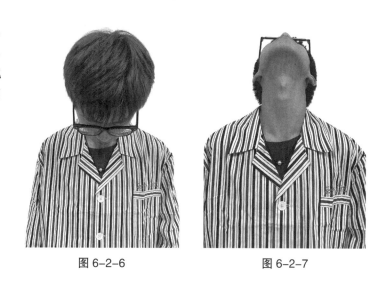

图 6-2-6　　　　　　　　图 6-2-7

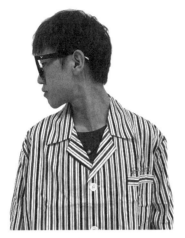

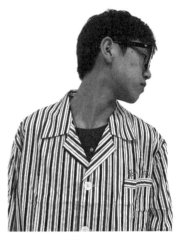

图 6-2-8   图 6-2-9

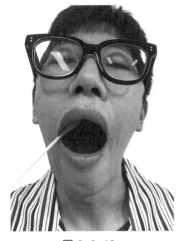

图 6-2-10

（3）改善吞咽反射的训练：寒冷刺激法能有效地提高软腭和咽部的敏感度，使吞咽反射容易发生。刺激部位：口腔内可以看见的部位都可以刺激。连续反复 5～10 次，每日 2～3 次（图 6-2-10）。

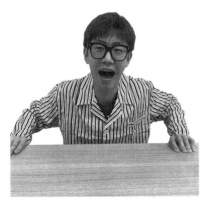

图 6-2-11

（4）如果患者常常呛咳，可以试试声门闭锁练习：按住墙壁或桌子大声发"啊"或"憋气"训练随意闭合声带，可有效地防止呛咳（图 6-2-11）。

（5）如果患者在吞咽过程中有呛咳，首先从鼻腔深吸一口气，然后完全屏住呼吸，吞咽唾液，最后呼气、咳嗽等一连串的活动。

（6）如果患者常常不会下咽，可用手指上、下摩擦甲状软骨至下颌下方的皮肤，可引起下颌的上、下运动和舌部的前、后运动，继而引发吞咽（图6-2-12）。

（7）肌内效贴扎技术：可长时间刺激吞咽肌肉，促进吞咽肌肉的收缩，提升喉上抬，提高吞咽功能（图6-2-13）。

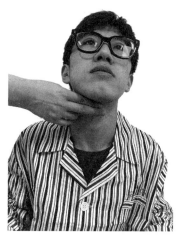
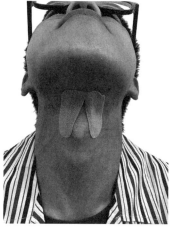

图6-2-12　　　　　　　　　图6-2-13

（8）改良振动棒：通过振动刺激深感觉的传入，改善口颜面运动功能。

具体操作：将改良振动棒的头部放于口腔需要刺激的部位，如唇、颊、舌、咽喉壁、软腭等部位，开启电源振动，振动器的头部在口腔里面或外面滑动，直到被刺激的器官产生动作或感觉（图6-2-14）。

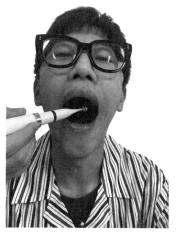

图6-2-14

（9）Shaker训练法：能增强患者吞咽肌肌力和运动能力，改善吞咽后食物残留与误吸。训练时要求患者仰卧于床上，尽量抬高头，眼睛看足趾。头抬到最高位时保持60秒，连做3次，每做完一次都有60秒的休息时间（图6-2-15）。

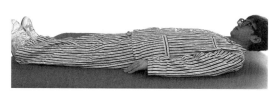

图6-2-15

（10）舌肌训练器：可增强舌肌的运动能力，可对舌肌进行前、后、左、右、上、下被动活动（图6-2-16～图6-2-18）。

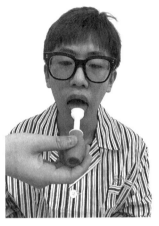
图 6-2-16

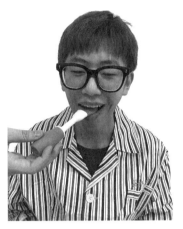
图 6-2-17

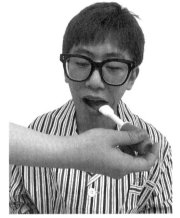
图 6-2-18

2. 进食训练

一般在患者神志清楚，病情稳定，有咽反射、可随意充分咳嗽后，就可练习进食。

（1）正确的进食姿势可以帮助患者安全有效地进食。

（2）训练食物应该从胶冻样和均质糊状食物给予，例如软蛋羹及均质面糊、米粥等。一般先用上述种类的食物进行训练，逐渐过渡到普通食物和水。一口进食量应从少量（3～4毫升）开始，逐渐摸索合适的量为宜。注意进食速度不宜过快，进食时保持安静，避免说话。

（3）如果患者觉得喉咙有东西卡住、咽不干净，试试这些训练可以得到帮助。

①反复空吞咽：空吞咽指口中无食物时吞咽唾液。当咽部已有残留食物时若继续进食容易引起误咽。每次吞咽食物后，反复进行空吞咽，可以将食块全部咽下，达到去除咽部残留食物的效果。

②点头吞咽：会厌谷是食物容易残留的部位。当颈部后仰时会厌谷变窄小，可挤出该处的残留食物；然后颈部前屈，做低头的动作并进行空吞咽，可去除会厌谷的残留食物（图6-2-19）。

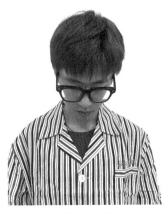
图 6-2-19

③侧方吞咽：咽部两侧的梨状隐窝是最容易残留食物的地方，让患者分别向两侧转动下颌或倾斜颈部做侧方吞咽，可帮助清除残留物（图6-2-20）。

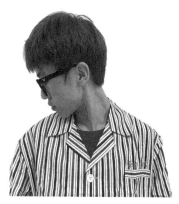

图6-2-20

（4）门德尔松手法：此手法可以改善整体吞咽的协调性。

对于喉部可以上抬的患者，当吞咽唾液时，让患者感觉有喉向上提时，同时保持喉上抬数秒。对于上抬无力的患者，治疗师用手上推其喉部来促进吞咽。即只要喉部开始抬高，治疗师即可用置于环状软骨下方的示指与拇指上推喉部并固定（图6-2-21）。

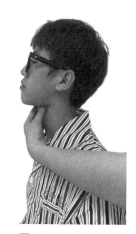

图6-2-21

第三节　家庭急救小妙招

进食出现气道梗阻怎么办？海姆立克来帮忙。

（1）当自己被异物堵塞气道，且四周无人时，可进行自救，一只手握拳，拳眼置于脐上两横指上方，另一只手包住拳头，双手急速冲击性地、向内上方压迫自己的腹部，反复有节奏、有力地进行（图6-3-1）。

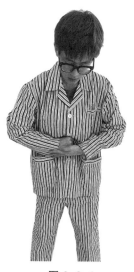

图6-3-1

（2）或稍稍弯下腰，靠在一固定物体上（如桌子边沿、椅背、扶手栏杆等），用物体边缘压迫自己的上腹部，快速向上冲击，重复进行上述操作，直至异物排出（图6-3-2）。

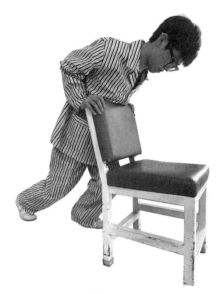
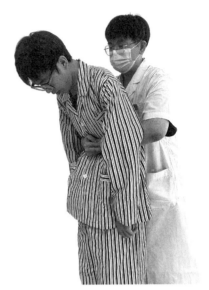

图6-3-2   图6-3-3

（3）当患者为孕妇或肥胖者时，让患者站立，施救者站在患者身后，双臂环抱患者胸部，一只手握拳，拳眼置于胸骨下半部分；另一只手包住拳头，然后连续、快速、用力向患者的胸部后方冲击，直到异物排出（图6-3-3）。

（4）当患者为成人时，若患者意识清醒，可以站立时，首先让患者站立，施救者站在患者身后，儿童身高较矮者，施救者可跪在其身后，然后施救者一条腿在前，插入患者两腿之间呈弓步；另一条腿在后伸直，双臂环抱患者腰部，使其上身前倾。最后施救者一只手握拳，拳眼放在患者脐上两横指上方；另一只手包住拳头，并连续、快速、用力向患者的后上方冲击，直到异物吐出（图6-3-3）。

（5）若患者意识不清或站立位不便于施救时，可让患者平躺，首先开放患者的呼吸道，然后施救者骑跨在患者大腿外侧，一手以掌根按压脐上两横指的部位，两手掌交叉重叠，连续、快速、用力向患者的后上方冲击，直到异物排出（图6-3-4）。

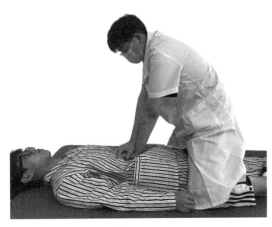

图6-3-4

第七章　脑卒中患者的家庭护理

第一节　体位摆放

脑卒中患者体位摆放的目的是预防或减轻痉挛和畸形的出现，保持躯干和肢体的功能状态，预防并发症及继发性损害的发生，有利于患者恢复正常的运动模式。

在急性期时，大部分脑卒中患者的患侧肢体呈弛缓状态。急性期过后，患者逐渐进入肌张力增高的状态，以患侧上肢屈曲、下肢伸展为典型痉挛模式。长时间的痉挛会造成关节挛缩、半脱位和周围软组织损伤等并发症。早期实施良肢位的摆放可有效地预防并发症的发生，为后期的康复打下良好的基础。

一、体位摆放的方法

（一）仰卧位

患者头部垫枕，患侧肩胛下可用小方巾垫起，肩关节外展与躯干夹角小于 90°，患侧上肢垫一长枕，上肢及手平放于枕上。前臂旋后，肘与腕关节伸直，掌心向上，手指伸展（图 7-1-1、图 7-1-2）。

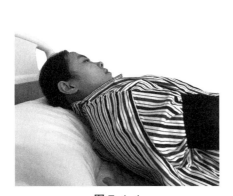

图 7-1-1

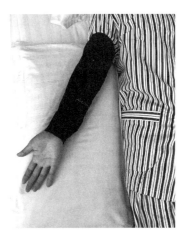

图 7-1-2

从患侧髋关节下至大腿外侧放一软枕或长毛巾卷，防止下肢外展、外旋，膝关节下方用小方巾卷垫起，保持膝关节微屈，足部保持中立位（图 7-1-3 ~ 图 7-1-6）。

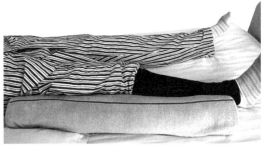

图 7-1-3

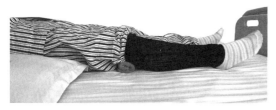

图 7-1-4

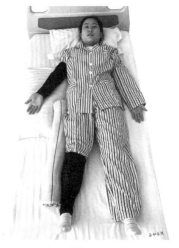

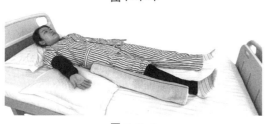

图 7-1-5

图 7-1-6

（二）患侧卧位

患者取患侧卧位，患侧在下，健侧在上，头部垫枕，后背可靠在软枕上，患侧上肢向前平伸放于软枕上，患肩关节前屈与躯干夹角小于 90°，避免受压和后缩，前臂旋后，肘与腕关节伸直，掌心向上，手指伸展。健侧上肢自然放松放在躯干上。

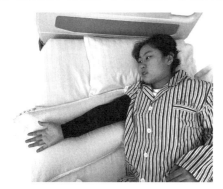

患侧下肢髋关节伸展、膝关节轻度屈曲，踝关节背屈。健侧下肢屈髋、屈膝向前放于长枕上（图 7-1-7 ~ 图 7-1-9）。

图 7-1-7

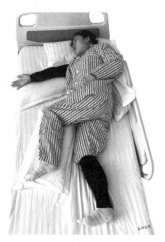

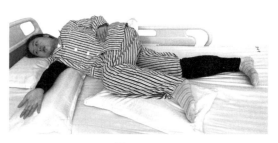

图 7-1-8

图 7-1-9

（三）健侧卧位

患者取健侧卧位，健侧在下，患侧在上，头部垫枕，患肩充分前伸，患侧肘与腕关节伸展，掌心向下，手指伸展放在枕上。

患侧下肢屈曲放于长枕上，保持患侧踝关节背屈，患侧足部不能悬于枕头边缘，防止足内翻下垂（图7-1-10～图7-1-13）。

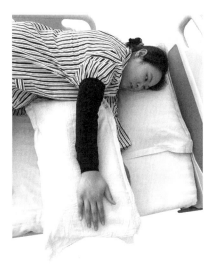

图 7-1-10

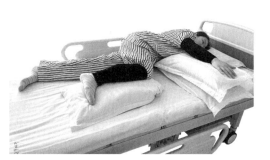

图 7-1-11

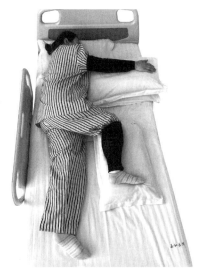

图 7-1-12

图 7-1-13

（四）床上坐位

患者取床上坐位，背后给予多个软枕垫实，使脊柱伸展，髋关节屈曲近90°，达到直立坐位的姿势。头部无须支持固定，以利于患者主动控制头的活动。

患侧上肢抬高，放置于多个软枕上，也可给予一个横在床面的可调节桌子，桌上放一软枕，将患侧上肢放在软枕上（图7-1-14、图7-1-15）。

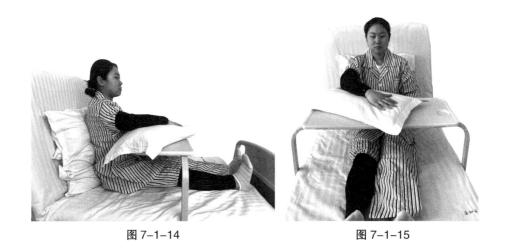

图 7-1-14　　　　　　　　　　图 7-1-15

二、体位摆放的注意事项

患者体位摆放应至少2小时变换一次，以免发生压力性损伤。所使用的垫枕需柔软，大小、薄厚合适。注意避免患者紧张、焦虑及环境温度过低等，以免引起肌张力增高。体位摆放时要正确用力，避免拖、拉、拽，以防因摩擦力和剪切力造成患者皮肤损伤和肌肉拉伤及关节脱位。如采取床上坐位时需避免出现半卧位的不良姿势，以导致躯干的屈曲，下肢伸肌痉挛的加重。

第二节　床旁体位转移

体位转移是指人体从一种姿势转移到另一种姿势的过程，是提高患者自身或在他人的辅助下完成体位转移能力的锻炼方法。其目的是教会患者从卧位到坐位、从坐位到立位、从床上到轮椅等各种转移方法，使他们能够独立地完成各项日常生活活动，从而提高其生存质量。

一、体位转移的方法

（一）床上横向移动

移向健侧时，指导患者用健手将患手放于胸前，将健侧下肢伸到患侧腘窝沿小腿下滑到踝关节，用健腿抬起患腿将双下肢移向健侧。

健腿屈曲，足底撑床，健侧上肢屈曲，肘部撑床，健足、健肘同时用力支撑起臀部，将身体移到健侧，最后将头和肩部移向健侧。同法向患侧移动（图7-2-1～图7-2-4）。

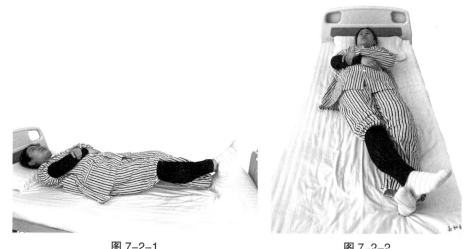

图 7-2-1　　　　　　　　　　图 7-2-2

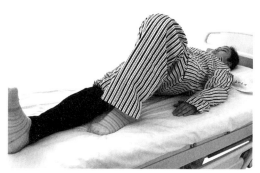
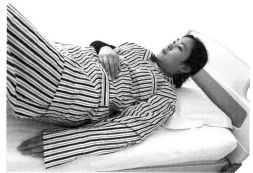

图 7-2-3　　　　　　　　　　图 7-2-4

（二）仰卧位到床边坐位

患者 Bobath 握手（患侧拇指在上，其余手指交叉相握），伸肘上举，健侧下肢屈曲，头转向患侧，协助患者左右摆动身体，利用惯性向患侧翻身。

健足勾住患足移至床沿下，健手置于患侧上肢腋下撑住床面，可协助患者的患手支撑，并扶住患肩至患者坐起，注意保护患手，调整坐姿（图 7-2-5 ~ 图 7-2-8）。

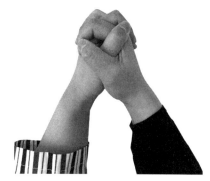

图 7-2-5

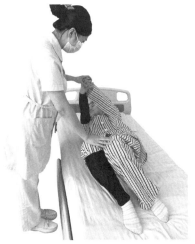

图 7-2-6

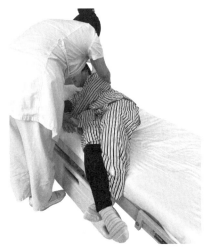

图 7-2-7

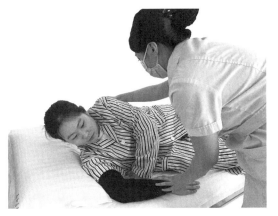

图 7-2-8

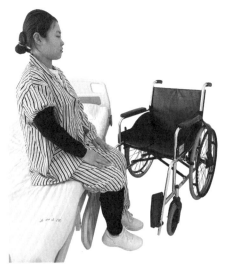

图 7-2-9

（三）从坐位到轮椅的转移

患者在床边坐好，将轮椅放在患者健侧与床呈 45°角，刹住轮椅，侧移脚踏板或打开脚踏板。操作者面向患者站立，双膝微曲，腰背挺直，用膝部抵住患者患膝。

患者双臂或健侧上肢抱住操作者颈部，或放于操作者肩胛部，操作者双手托住患者臀部或拉住腰带，与患者一起向前向上用力，完成抬臀动作，将患者放在紧贴轮椅靠背处坐下。固定好脚踏板，将患者双脚放于脚踏板上（图 7-2-9 ~ 图 7-2-13）。

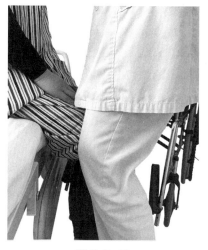

图 7-2-10

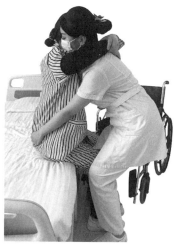

图 7-2-11

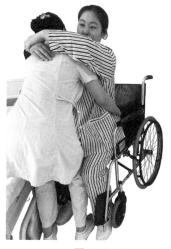

图 7-2-12

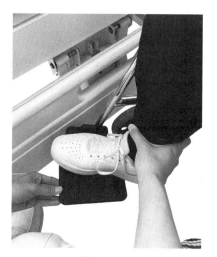

图 7-2-13

（四）坐位到站位

患者取坐位，将脚后跟移到膝关节中线后方，操作者面向患者站立，双下肢分开，操作者双膝夹紧患者的患膝两侧。

患者身体前倾，Bobath 握手环于操作者颈后，操作者双手托住患者臀部（体重较大患者，操作者托住患者肩胛下），两人一起向前向上用力，完成抬臀、伸膝直至站立。

调整患者重心，使患侧下肢负重，维持站立平衡（图 7-2-14）。

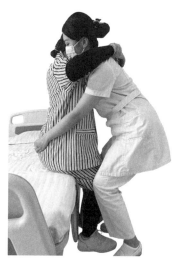

图 7-2-14

二、体位转移的注意事项

体位转移中应做到动作协调轻稳，不可拖拽，并鼓励患者尽可能发挥自己的残存能力，同时给予必要的指导和协助，向患者分步解释动作顺序及要求，以获得主动配合。床—椅互相转移时，两个平面之间的高度尽可能相等并靠近，转移的物体应稳定。患者转移时，操作者应位于患者正面或患侧，确保患者安全。

第三节　口腔护理

脑卒中患者经历的意识障碍、认知障碍、插入各类导管等多种应激情况，会对其口腔健康产生诸多不良影响，可导致唾液减少、口腔溃疡、牙龈炎、龋齿等各种口腔问题。清洁整个口腔，并护理牙、舌、腭、唇、颊等，是口腔护理的重要内容。

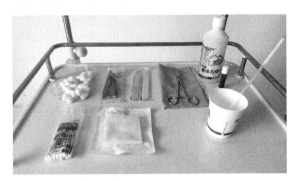

图 7-3-1

1. 用物

口腔护理包（弯盘 1 个、压舌板 2 个、镊子、弯止血钳、无菌生理盐水棉球 25 个）、漱口液、吸管、棉签、润唇膏、垫巾、纱布 / 小毛巾（图 7-3-1）。

2. 操作方法

（1）体位：协助患者取侧卧位，头偏向操作者一侧。注：便于分泌物及多余水分从口腔内流出，防止反流造成误吸（图 7-3-2）。

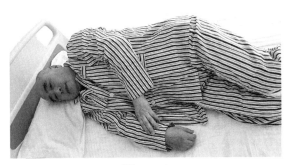

图 7-3-2

（2）铺垫巾 / 毛巾于颌下，置弯盘于患者口角旁。注：防止床单、枕头及患者衣服被浸湿（图 7-3-3）。

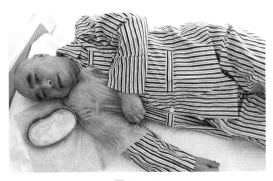

图 7-3-3

（3）涂润唇膏。注：防止口唇干裂者
直接张口时破裂出血（图7-3-4）。

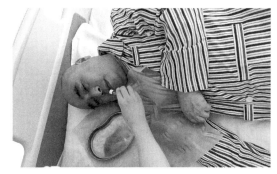

图 7-3-4

（4）协助患者用吸水管吸水漱口。注：
有吞咽困难或昏迷的患者禁止漱口（图
7-3-5）。

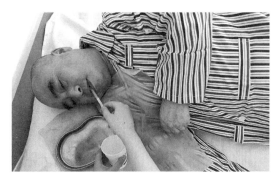

图 7-3-5

（5）有活动义齿者，取下用清水刷洗
干净后放置在凉水中浸泡备用。

（6）按顺序擦拭：用弯止血钳夹取含
有无菌生理盐水的棉球，拧干棉球。注：
点清棉球数量，以免出现棉球遗漏在口
腔里的情况。棉球应包裹止血钳尖端，
防止钳端直接触及口腔黏膜和牙龈（图
7-3-6）。

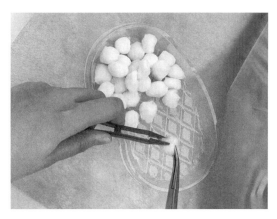

图 7-3-6

①嘱患者咬合上、下齿，用压舌板轻轻撑开左侧颊部，擦洗左侧牙齿的外面。沿纵
向擦洗牙齿，按顺序由臼齿洗向门齿。同法擦洗右侧牙齿的外面。

注：每次更换一个棉球，一个棉球擦洗一个部位；擦洗过程中动作应轻柔，特别是
对凝血功能障碍的患者，应防止碰伤黏膜和牙龈（图7-3-7、图7-3-8）。

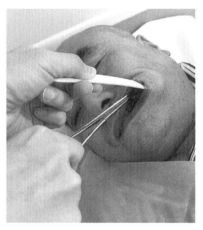

图 7-3-7

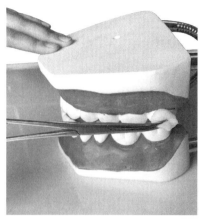

图 7-3-8

②嘱患者张开上、下齿，擦洗牙齿左上内侧面及咬合面、左下内侧面及咬合面，弧形擦洗左侧颊部。同法擦洗右侧牙齿（图 7-3-9 ~ 图 7-3-12）。

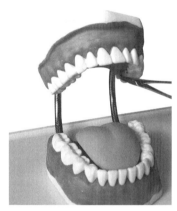

图 7-3-9

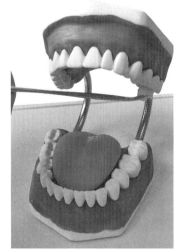

图 7-3-10

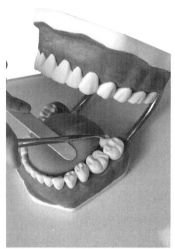

图 7-3-11

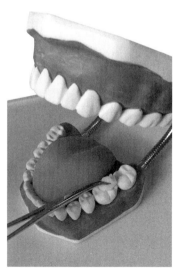

图 7-3-12

③擦洗舌面及硬腭部，切勿过深，以免触及咽部引起恶心（图 7-3-13、图 7-3-14）。

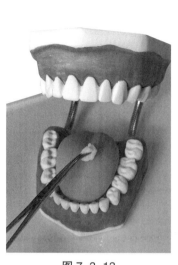
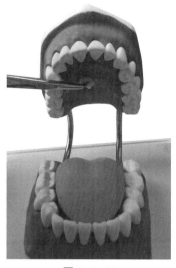

图 7-3-13　　　　　　　　　　　　图 7-3-14

（7）再次协助患者用吸水管吸水漱口，擦净口唇。有义齿者，协助患者佩戴义齿（图 7-3-15、图 7-3-16）。

（8）口唇涂石蜡油或润唇膏（图 7-3-17）。

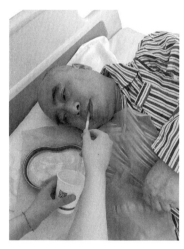
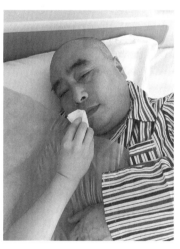
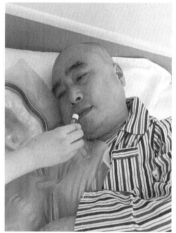

图 7-3-15　　　　　　　　　　图 7-3-16　　　　　　　　　　图 7-3-17

3. 注意事项

（1）昏迷、意识模糊的患者禁止漱口，操作中棉球不可过湿，防止误吸。

（2）操作前后清点棉球，操作中注意夹紧棉球，防止遗留在口腔内。

（3）操作时避免弯钳触及牙齿或口腔黏膜，尤其对凝血功能差的患者应特别注意。

（4）长期应用抗生素的患者，应注意观察口腔有无真菌感染。

第四节 皮肤护理

患脑卒中后有部分患者不能够生活自理，需要他人协助，甚至卧床不起，这就需要家人和护理人员细心的护理，经常翻身、叩背，注意皮肤的清洁，以免压疮及一些并发症的发生。

一、床上擦浴

患者行动不便时，由护理人员为其在床上擦洗全身或部分身体。清洗的顺序是从头至脚。先用温湿毛巾擦身体，用少量浴液擦洗，再用温湿毛巾擦净，最后用浴巾擦干或用吹风机吹干全身。

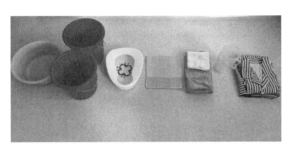

图 7-4-1

（1）用物：脸盆、水桶2个（一个内盛温水，另一个盛污水）、便盆、浴巾、大毛巾、小毛巾、防水垫、大水杯、干净的衣裤（图7-4-1）。

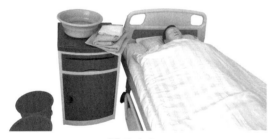

图 7-4-2

（2）步骤：

①首先需要备齐所需物品带到患者的床边，关闭门窗，调节室温在24℃左右，水温至50~52℃（图7-4-2）。

②将防水垫铺于身下，一条浴巾铺于患者枕上，另一条浴巾盖于患者胸部（图7-4-3）。

③擦洗面部及颈部：手套式持巾，按眼睛（内眦-外眦）—额—鼻翼—脸颊—耳后—下颌—颈部顺序擦洗，换水（图7-4-4、图7-4-5）。

④擦洗上肢：近侧—远侧；颈外侧—肘部—手背；腋窝—肘窝—手心；协助侧卧（面向操作者）—泡手—换水（图7-4-6、图7-4-7）。

⑤擦洗胸腹：脱衣，先健侧后患侧；顺序：自上而下，肥皂毛巾擦（需要时）—湿毛巾擦—拧干毛巾擦；肩部—锁骨中线—乳房—腋中线—下腹部；骨上窝—脐部—耻骨联合，最后用大毛巾擦干（图7-4-8）。

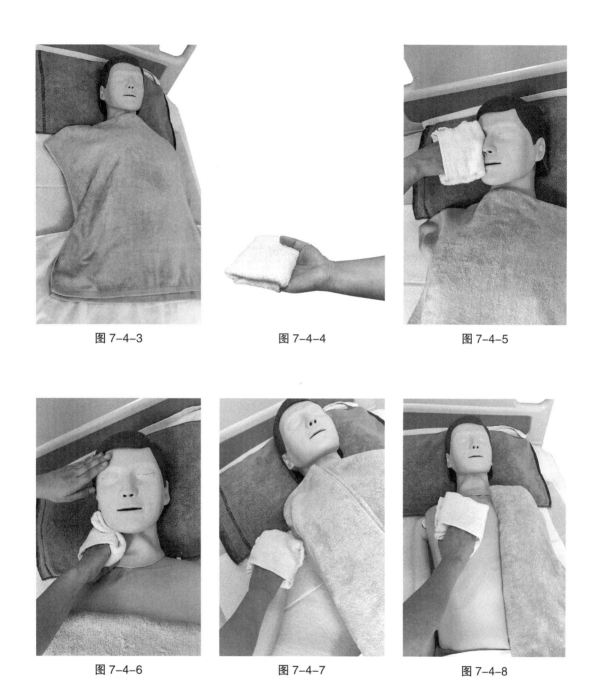

图 7-4-3　　　　　　　　　图 7-4-4　　　　　　　　　图 7-4-5

图 7-4-6　　　　　　　　　图 7-4-7　　　　　　　　　图 7-4-8

⑥擦洗背部：协助患者侧卧；颈后—背部—骶尾部—大毛巾擦干（图 7-4-9、图 7-4-10）。

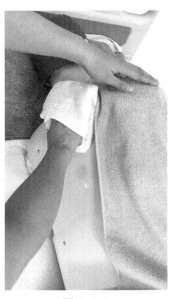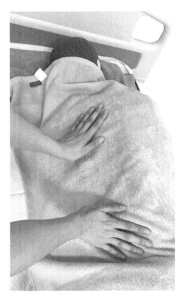

图 7-4-9   图 7-4-10

⑦穿衣：先穿患侧后穿健侧（详见穿脱衣训练）。

⑧擦洗下肢：协助患者平卧位，脱去裤子；髂嵴—大腿外侧—外踝；腹股沟—大腿内侧—内踝；臀下—腘窝—足跟—换水；泡足（双足分别泡于盆中），用大毛巾擦（图 7-4-11）。

⑨冲洗会阴：臀下垫巾置便盆，一手持装有温水的大量杯，一手持大棉签，边冲水边擦洗会阴部。从会阴冲洗至肛门处，冲洗后彻底擦洗干净。戴手套—消毒阴阜—会阴（自上而下由内向外）。女：尿道口—阴道口—小阴唇—大阴唇—阴阜—大腿内侧—会阴—肛门；男：尿道口周围绕阴茎旋转至根部—阴囊—肛门（图 7-4-12）。

⑩穿裤：先患侧后健侧（详见穿、脱衣训练）。

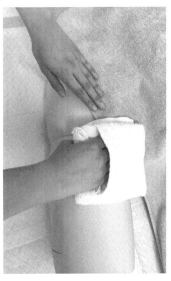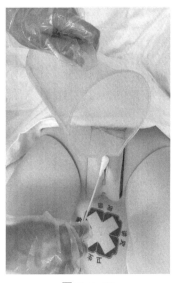

图 7-4-11   图 7-4-12

二、卧床患者更换床单

单人也能给卧床患者更换床单，但在更换时一定要注意安全。当患者的呕吐物或排泄物等污染床单时，一定要及时更换。

（1）患者仰卧，护理人员位于患者健侧（图7-4-13）。

（2）护理人员协助患者用健侧手抱住患侧肘关节（图7-4-14）。

（3）护理人员协助患者翻向健侧，并让患者患侧腿屈膝（图7-4-15）。

（4）在患者的背后放一小枕头，防止患者移动（图7-4-16）。

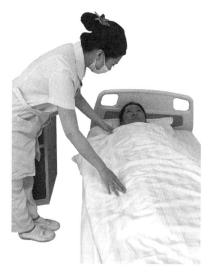

图 7-4-13

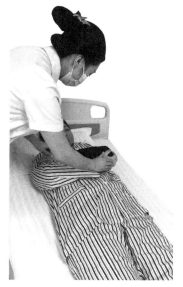

图 7-4-14

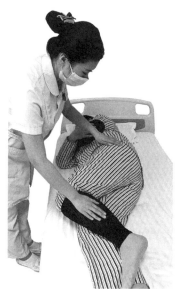

图 7-4-15

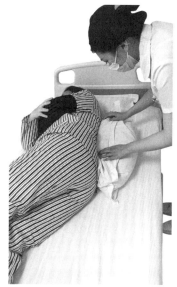

图 7-4-16

（5）将待清洗床单卷向床的中间（图7-4-17）。

（6）取干净床单，先将护理人员这侧铺好，将另一侧的干净床单卷成柱状，放在床中间，挨着待清洗床单（图7-4-18）。

（7）协助患者翻身移动到铺有干净床单的一边并屈曲健侧腿，将小枕头放在患者背后，防止其移动（图7-4-19）。

（8）护理人员换到患者的健侧，换下待清洗的床单（图7-4-20、图7-4-21）。

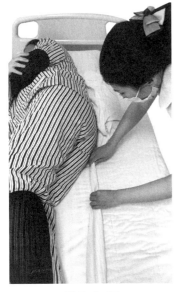

图 7-4-17

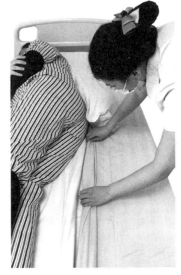

图 7-4-18

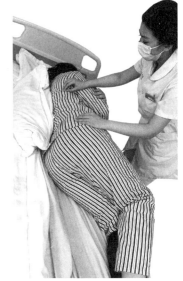

图 7-4-19

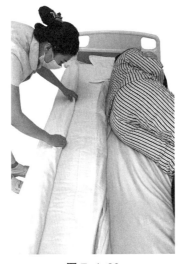

图 7-4-20

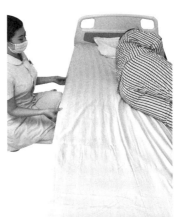

图 7-4-21

三、压疮的预防

（1）压疮的好发部位：

仰卧位：枕部、肩胛部、肘部、骶尾部、足跟（图 7-4-22）。

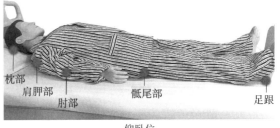

仰卧位

图 7-4-22

侧卧位：耳郭、肩峰、肋骨、髋骨、膝关节内外侧、脚踝内外侧（图7-4-23）。

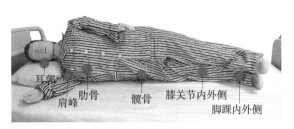

图 7-4-23

俯卧位：面颊部及耳郭、肩部、胸部、膝部、足尖（图7-4-24）。

坐位：肩胛部、肘部、骶尾部、坐骨尾部、腘窝处、足底（图7-4-25）。

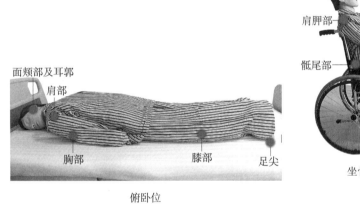

图 7-4-24

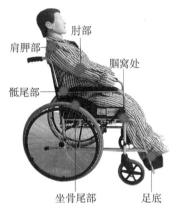

图 7-4-25

（2）压疮的预防措施：

①勤翻身：一般卧床患者每1~2小时翻身一次，并用软枕、水枕或者海绵圈等垫在骨突出部位，可起到局部悬空、减轻压力作用（图7-4-26）。

②坐轮椅的患者可在足底放一个海绵垫，臀下软枕（垫）或海绵垫，每15~20分钟变换重心1次，应阻止患者长时间坐轮椅（2小时以上）。

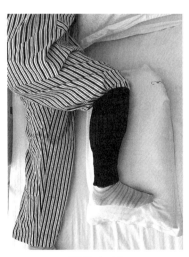

图 7-4-26

③促进皮肤血液循环：可采用温水擦浴；对皮肤颜色、温度、质地正常的受压部位可以进行适当的按摩，用手掌大小鱼际蘸取按摩油，两侧由轻→重→轻按摩 5～10 分钟（图 7-4-27）。

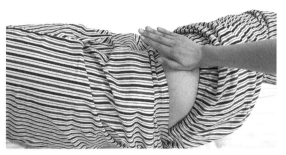

图 7-4-27

④应用减压敷料和减压气垫：根据患者的实际情况，选择减压敷料贴于压疮好发部位以局部减压，如泡沫类敷料或水胶体敷料（图 7-4-28）。

长期卧床的患者也可根据情况选择使用波动式气垫床（图 7-4-29）。

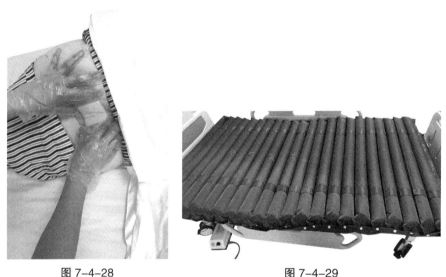

图 7-4-28　　　　　　　　　　图 7-4-29

⑤避免或减少摩擦力和剪切力的作用：半卧位时上半身与床的角度最好不超过30°，或时间不超过 30 分钟（图 7-4-30）。

如果患者因病情需要取半卧位，腘窝下垫一软枕，以避免患者因向下滑而产生剪切力（图 7-4-31、图 7-4-32）。

避免患者翻身或搬运时拖、拉、推动作，防止皮肤损伤。

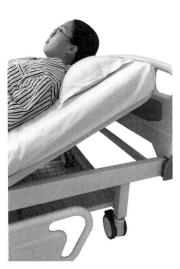
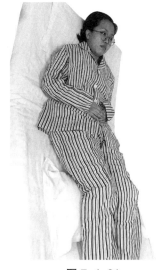
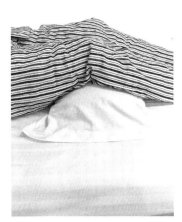

图 7-4-30　　　　　　　　　　图 7-4-31　　　　　　　　　　图 7-4-32

⑥保持患者皮肤清洁、避免局部刺激：及时清除患者尿液、粪便、汗液等机体排泄物和分泌物，避免使用肥皂和含酒精类用品清洁皮肤，给患者穿着合适的纯棉、柔软衣裤，保持床单位整洁、干燥、平整、无碎屑。

⑦加强营养：给予高蛋白、高热量、高维生素的食物，增强机体抵抗力和组织修复能力；适当补充含维生素 C 及锌的食物，对伤口愈合有重要作用。

第五节　尿失禁的护理

脑卒中后患者存在尿失禁时，最重要的就是皮肤的护理以及如何接尿的问题。对于意识清楚的患者来说，心理护理也尤为重要。

（1）皮肤护理：注意保持皮肤清洁干燥。床上铺橡胶单和中单，也可使用尿垫或一次性纸尿裤（图 7-5-1）。

经常用温水清洗会阴部皮肤，勤换衣裤、床单、尿垫（图 7-5-2）。

（2）外部引流：必要时应用接尿装置引流尿液。女性患者可用女式尿壶紧贴外阴部接取尿液。男性患者可用男式尿壶在阴茎处接取尿液。男性和女性均可使用接尿器连接集尿袋来接取尿液。但此方法不宜长时间使用，每天要定时取下接尿器和尿壶，清洗会阴部和阴茎，并将局部暴露于空气中。

（3）对长期尿失禁的患者，可行导尿术留置导尿，避免尿液浸渍皮肤，发生皮肤破溃。根据患者的情况定时夹闭和引流尿液，锻炼膀胱壁肌肉张力，重建膀胱储存尿液的功能（图 7-5-3）。

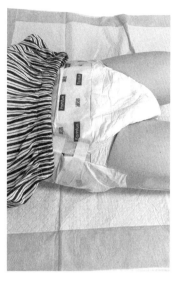
图 7-5-1

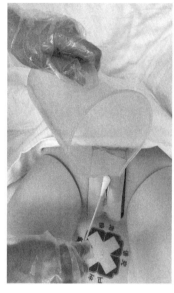
图 7-5-2

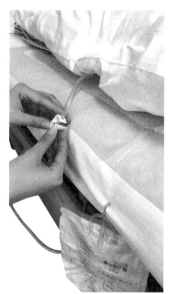
图 7-5-3

第六节　鼻饲护理

　　鼻饲就是通过鼻子将胃管插入到胃部，然后通过鼻孔处的胃管口将食物打入胃管内，流入到胃部，即通过鼻部进行饲养。该法适用于脑卒中昏迷及吞咽困难等不能经口进食的患者，良好的护理能够为患者提供机体所需的营养并能有效预防吸入性肺炎的发生。

　　（1）鼻胃管进入胃内的途径：鼻腔→鼻咽部→咽部（吞咽动作）→食管→胃（图7-6-1）。

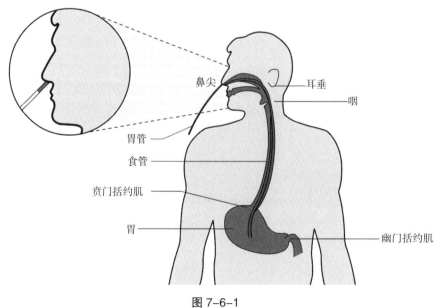
图 7-6-1

（2）根据鼻胃管的材质决定留置时间的长短，一般硅胶材质的可以留置 30～45 天（图 7-6-2、图 7-6-3）。

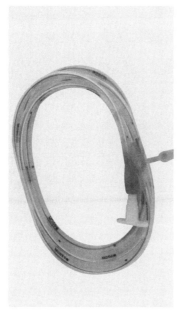
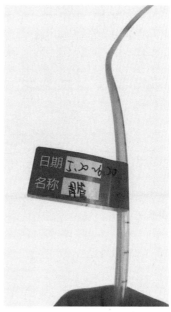

图 7-6-2　　　　　　　　　　　　图 7-6-3

（3）鼻饲时的体位：鼻饲前→床头抬高 30°～40°；鼻饲后→半卧位 20～30 分钟后再放平（图 7-6-4）。

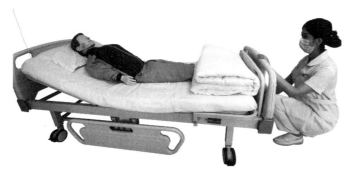

图 7-6-4

（4）鼻饲的注意事项：

①每日 2 次口腔护理，保持口腔清洁（详见口腔护理）。

②鼻饲前回抽胃液，确认在胃内再注食（图 7-6-5）。

③鼻饲管要妥善固定，避免受压、打折，防止胃管脱落（图 7-6-6）。

④鼻饲液温度 38～41℃，以不烫手背为宜（图 7-6-7）。

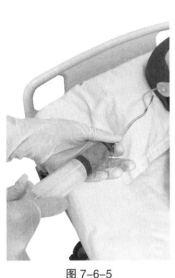

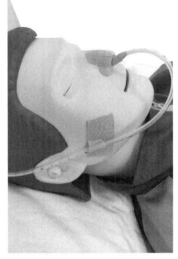

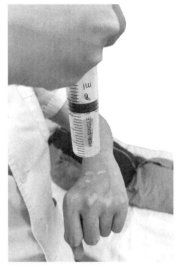

图 7-6-5   图 7-6-6   图 7-6-7

⑤注食前、后均需注入少量温开水（图 7-6-8）。

⑥每灌注 1 管食物后，就要用手捏紧胃管，以免空气注入胃中（图 7-6-9）。

⑦每次鼻饲间隔时间 2～3 小时，每次鼻饲量应为 200～300 毫升。

⑧鼻饲饮食应现用现配，未用完的鼻饲饮食放冰箱保存，24 小时内用完（图 7-6-10）。

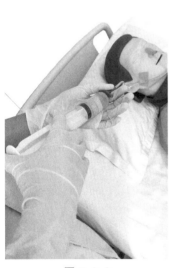

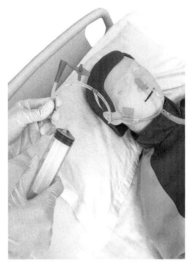

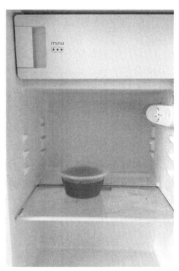

图 7-6-8   图 7-6-9   图 7-6-10

⑨配制的餐具要清洁，每次用后洗净备用。

⑩药片必须研碎后溶解在水中，再由胃管注入；新鲜果汁与牛奶应分别注入，防止产生凝块。

第七节　留置尿管的护理

留置导尿术就是将无菌的导尿管通过尿道插入膀胱并保留在膀胱内，将尿液引出来的方法。适用于脑卒中尿潴留或尿失禁的患者，对其良好的护理可以避免泌尿系统感染的发生并有助于患者的康复。

一、留置尿管的种类

乳胶和硅胶材质的导尿管是目前最常用的两种材质的导尿管。

（1）乳胶材质导尿管（图 7-7-1）：适用于短期留置者，1~2 周需更换一次，因为材质较硬，且容易变硬，留置时容易引起不适，好处是成本较低。

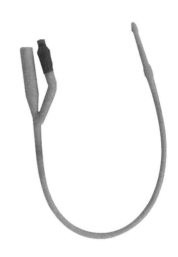

图 7-7-1

（2）硅胶材质导尿管（图 7-7-2）：适用于长期留置者，1 个月更换 1 次，材质较软，不易变质，不适感会较低，但价格较高。

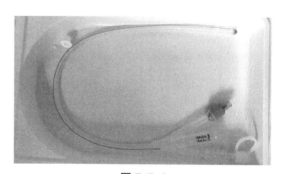

图 7-7-2

二、护理时的注意事项

（1）每天要定期清洁尿道口，保持个人卫生（如图 7-7-3）。

（2）长期留置尿管要根据尿管的材质定期更换导尿管以及定期更换引流袋（集尿袋），以免引起感染。

（3）要适当增加饮水量，每天饮水量建议在 1500 毫升以上，达到冲洗尿道、减少感染的目的（图 7-7-4）。

（4）注意保持引流通畅，避免因导尿管受压、扭曲、堵塞等导致泌尿系统的感染（图 7-7-5）。

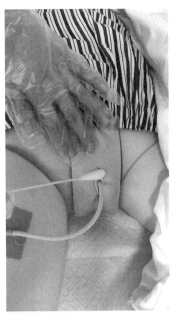

图 7-7-3

（5）将导尿管远端固定在大腿上，以防导尿管脱出。在离床活动时，集尿袋不得超过膀胱高度并避免挤压，防止尿液反流，导致感染的发生（图 7-7-6）。

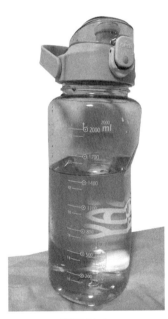

图 7-7-4

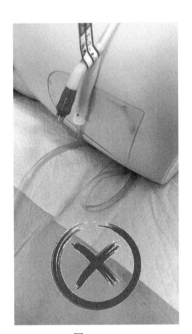

图 7-7-5

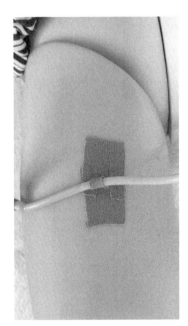

图 7-7-6

（6）留置导尿管期间要观察尿液的颜色，如果出现了尿液混浊、血尿或者尿量减少，都应及时到医院去诊治（图 7-7-7）。

（7）训练膀胱反射功能，可采用间歇性夹管方式。夹闭导尿管，每 3～4 小时开放 1 次，使膀胱定时充盈和排空，促进膀胱功能的恢复（图 7-7-8）。

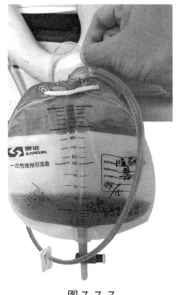
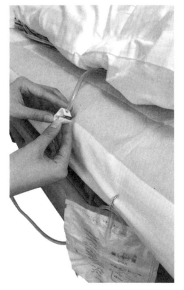

图 7-7-7   图 7-7-8

第八节　排痰护理

排痰技术又称为气道分泌物去除技术，可以促进呼吸道分泌物的排出，维持呼吸道通畅，减少反复感染，从而可有效地改善患者的肺通气功能和气体交换功能。排痰技术主要包括辅助咳嗽技术、体位引流、叩击、振动等方法。

排痰护理的方法

（一）辅助咳嗽技术

让患者仰卧于硬板床上或坐在有靠背的椅子上，面对着操作者，操作者的手置于患者的肋骨下角处，嘱患者深吸气，并尽量屏住呼吸，当其准备咳嗽时，操作者的手向上、向里用力推，帮助患者快速呼气，引起咳嗽（图 7-8-1、图 7-8-2）。

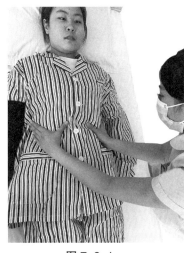
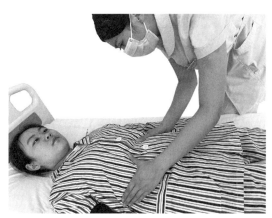

图 7-8-1   图 7-8-2

（二）体位引流技术

向患者解释体位引流的目的、方法以及如何配合，消除患者的紧张情绪；根据痰液潴留的部位，将患者置于正确的引流姿势，同时观察患者的反应（图 7-8-3 ~ 图 7-8-8）。

1. 体位引流部位与体位

（1）右肺上叶引流体位（图 7-8-3）。

（2）右肺中叶引流体位（图 7-8-4）。

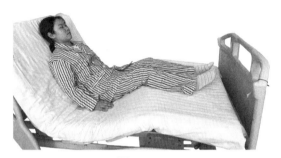

图 7-8-3   图 7-8-4

（3）右肺下叶引流体位（图 7-8-5）。

（4）左肺上叶的尖端肺节引流体位（图 7-8-6）。

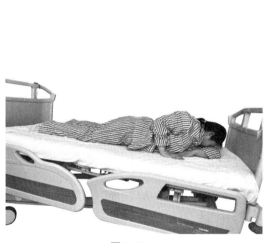
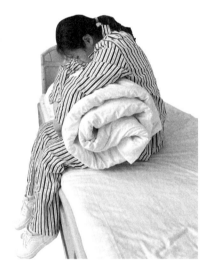

图 7-8-5   图 7-8-6

（5）左肺上叶的前面肺节引流体位（图 7-8-7）。

（6）左肺下叶引流体位（图 7-8-8）。

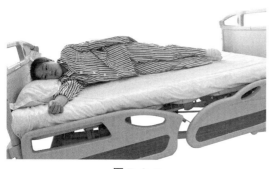

图 7-8-7

图 7-8-8

2. 体位引流技术注意事项

宜在早晨清醒后做体位引流；不要在饭后立即进行体位引流，应在饭后 1 ~ 2 小时或饭前 1 小时进行头低位引流，每次引流一个部位，一般 5 ~ 10 分钟，如有多个部位，则总时间不要超过 30 ~ 45 分钟。一般情况下每天上、下午各引流一次，痰量较多时，可增至每天 3 ~ 4 次。引流过程中需注意生命体征的变化，如有不适立即停止操作。

（三）叩击与振动技术

1. 叩击的方法

操作者五指并拢，掌心空虚，呈杯状，在患者呼气时再与肺段相应的特定胸壁部位进行有节律地快速叩击（80 ~ 100 次 / 分），每一部位叩击 2 ~ 5 分钟，叩击与体位引流相结合可使排痰效果更佳（图 7-8-9 ~ 图 7-8-11）。

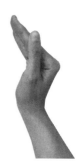

图 7-8-9

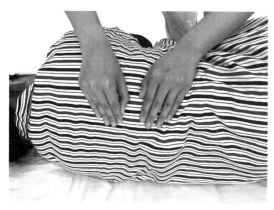

图 7-8-10

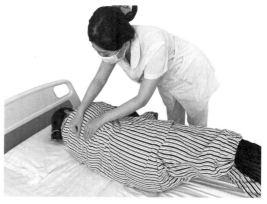

图 7-8-11

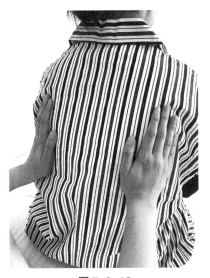

图 7-8-12

2. 振动的方法

操作者两只手直接放在患者胸壁的皮肤上并压紧，当患者在呼气的时候给予快速、细小的压力振动，每次 0.5 ~ 1 分钟，每一部位振动 5 ~ 7 次。振动法有助于纤毛系统清除分泌物，常用于叩击之后。振动法的注意事项同叩击法（图 7-8-12）。

3. 叩击法的注意事项

操作时不应该引起患者疼痛或者不适。对敏感的皮肤应防止直接刺激，可以让患者穿一件薄的柔软舒适的衣服，或者在裸露的身体上放一条舒适轻薄的毛巾，避免在骨突部位或者是女性的乳房区做敲打。由于叩击是力量直接作用于胸壁的，因此患有凝血障碍、肋骨骨折的患者禁用此方法。

第九节　日常生活活动能力的康复护理

日常生活活动是指人们为了维持生存以及适应生存环境而必须每天反复进行的、最基本的、最具有共同性的活动。大致包括运动、自理、交流、家务活动和娱乐活动等。其中自我照顾性活动的内容主要包括进食、更衣、如厕、个人的清洁卫生等。根据患者的功能状况，有针对性地进行自我照顾性日常生活活动能力训练或通过代偿手段维持和改善患者的能力，最终发挥患者的最大潜能，提高生活质量。

一、日常生活活动训练的方法

（一）穿、脱衣训练

1. 穿、脱套头上衣

（1）先将患手穿上袖子并拉到肘部以上，再穿健侧衣袖，最后套头、整理（图 7-9-1 ~ 图 7-9-3）。

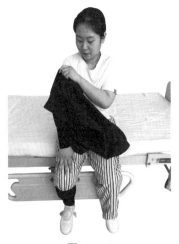
图 7-9-1

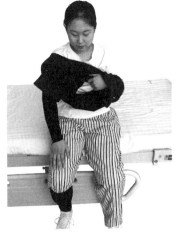
图 7-9-2

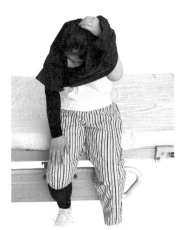
图 7-9-3

（2）脱衣时先将衣服
脱至胸部以上，再用健手
将衣服拉住，从背部将头
脱出，脱健手后再脱患手
（图7-9-4、图7-9-5）。

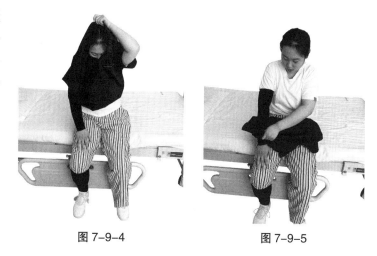

图 7-9-4　　　　　　　　图 7-9-5

2. 穿、脱开身上衣

（1）把袖子穿在患侧的手臂上，继而把衣领拉至患侧的肩上（图7-9-6、图7-9-7）。

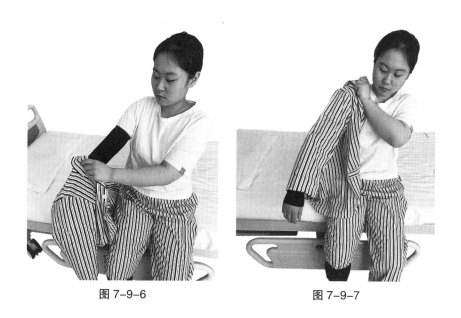

图 7-9-6　　　　　　　　图 7-9-7

（2）健手转到身后把衣服沿患肩拉至健肩（图7-9-8）。

（3）把健侧的手臂穿入另一侧衣袖（图7-9-9）。

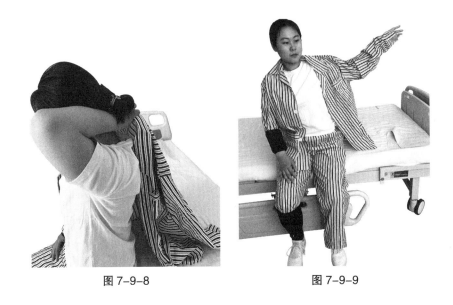

图 7-9-8   图 7-9-9

（4）把衣服拉好，系好扣子。脱衣顺序与穿衣顺序相反，先脱健侧，再脱患侧（图7-9-10～图7-9-12）。

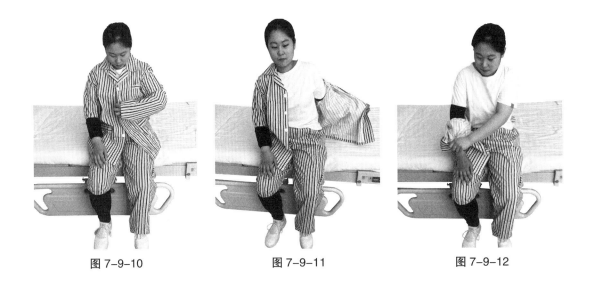

图 7-9-10   图 7-9-11   图 7-9-12

3. 穿、脱裤子

（1）穿裤时将患腿屈髋、屈膝放在健腿上，套上裤子后拉到膝关节以上，放下患腿，再将健腿穿上裤子并拉到膝关节以上，抬臀或站起向上拉至腰部，整理系紧（图7-9-13～图7-9-16）。

（2）脱裤时顺序相反，先脱健侧，再脱患侧。

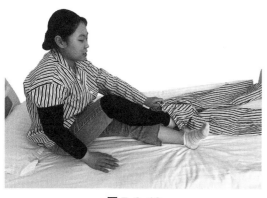

图 7-9-13

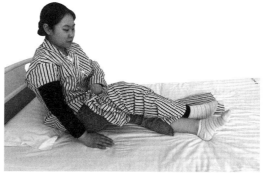

图 7-9-14

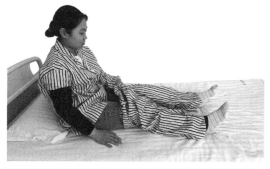

图 7-9-15

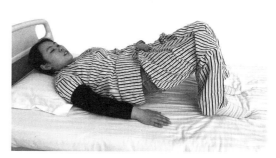

图 7-9-16

4. 穿、脱袜子和鞋

（1）穿袜子和鞋时先将患腿抬起放在健腿上，用健手为患足穿袜子和鞋，放下患足，双足着地，重心转移至患侧，再将健腿放到患腿上方，穿好健侧的袜子和鞋（图 7-9-17 ~ 图 7-9-19）。

（2）脱袜子和鞋时顺序相反。

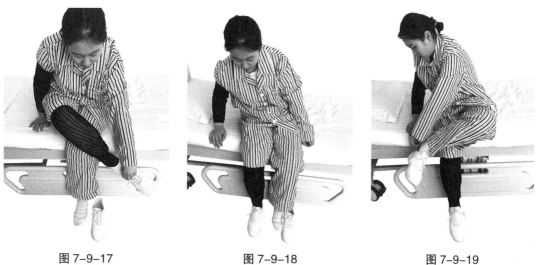

图 7-9-17　　　　　　　　　　图 7-9-18　　　　　　　　　　图 7-9-19

（二）梳头训练

患手四指并拢，拇指分开，健手将梳子通过绑带固定在患手，用健手带动患手上举，完成梳头（图7-9-20～图7-9-22）。

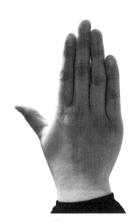
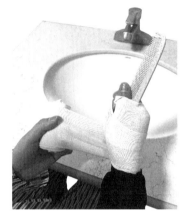
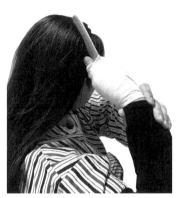

图7-9-20　　　　　　　　　图7-9-21　　　　　　　　　图7-9-22

（三）漱口训练

胸前垫毛巾，患手四指并拢，拇指分开，健手握住漱口杯将把手套在患手四指上，患手拇指置于对掌的位置固定漱口杯，健手握住患手，用健手带动患手上举，将水送入口中，清洁口腔（图7-9-23、图7-9-24）。

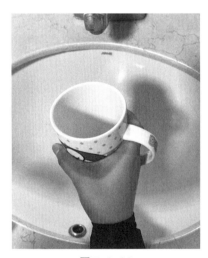
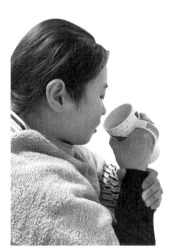

图7-9-23　　　　　　　　　　　图7-9-24

（四）洗脸、洗手训练

（1）患者坐在洗脸池前，用健手打开水龙头放水，调节水温，洗脸、患手和前臂。

（2）洗健手时，患手贴在水池边伸开放置或将毛巾固定在水池边缘，涂过香皂后，健手及前臂在患手或毛巾上搓洗。

（3）拧毛巾时，可将毛巾套在水龙头上，然后用健手将毛巾两端合拢，使毛巾向一个方向旋转拧干（图 7-9-25 ~ 图 7-9-28）。

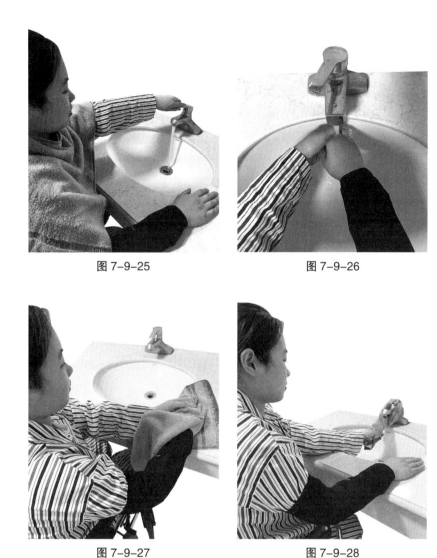

图 7-9-25

图 7-9-26

图 7-9-27

图 7-9-28

（五）进食训练

（1）患者保持直立的坐姿，身体靠近餐桌，患侧上肢放在桌子上。卧床患者取健侧卧位。

（2）将食物及餐具放在便于使用的位置，必要时在餐具下面安装吸盘或防滑垫，以防止滑动，使用盘挡防止饭菜被推出盘外。

（3）用健手持食物进食，或用健手把食物放在患手中，患手进食。

（4）对视觉空间失认、全盲的患者，食物按顺时针方向摆放并告知患者，偏盲患者食物放在健侧。

（5）对丧失抓握能力、协调性差或关节活动受限者，可将食具进行改良，如使用加长、加粗的叉、勺或佩戴食具持物器等协助进食。

（6）有吞咽障碍的患者必须先进行吞咽训练，再进行进食训练（图7-9-29～图7-9-33）。

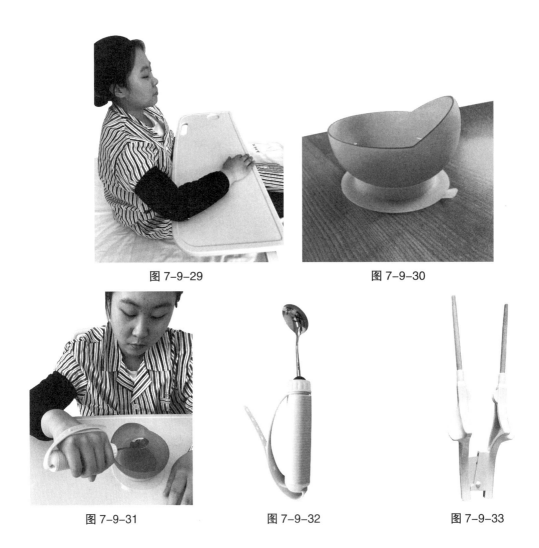

图7-9-29

图7-9-30

图7-9-31

图7-9-32

图7-9-33

（六）饮水训练

（1）杯中倒入适量的温水，放在方便取放的位置。

（2）可用患手持杯，健手协助稳定患手，端杯至口边，饮水。

（3）使用加盖及有饮水孔的杯子，必要时用吸管饮水（图7-9-34、图7-9-35）。

（七）乘轮椅如厕训练

患者乘坐轮椅靠近坐便器，关好手闸，翻起脚踏板。分开双脚，稳固地踏在地面上，躯干微向前倾，以健手撑起身子站起。转向将两腿后面靠近坐便器，解开裤带，并脱裤子到臀部以下，膝盖以上，坐到便器上排便。（图7-9-36～图7-9-42）。便后用健手擦拭，冲洗厕所，用手拉裤子站起后整理，洗手。

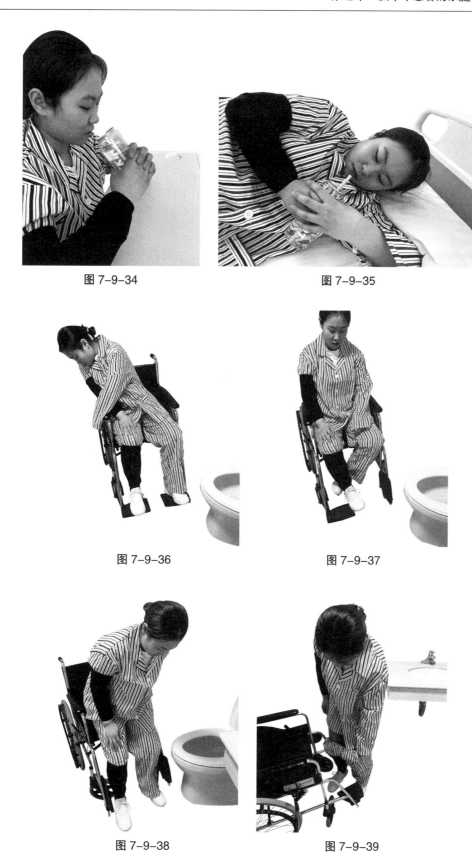

图 7-9-34

图 7-9-35

图 7-9-36

图 7-9-37

图 7-9-38

图 7-9-39

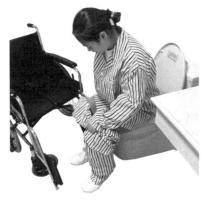
图 7-9-40

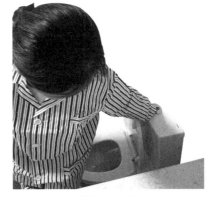
图 7-9-41

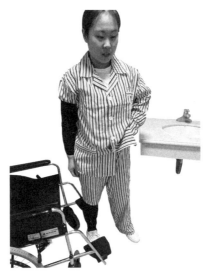
图 7-9-42

二、日常生活活动训练的注意事项

衣物穿、脱训练时患者须在掌握坐位平衡的条件下进行。在衣物选择上，应当选用大小、松紧、薄厚适宜、便于穿脱的衣、裤、鞋、袜。纽扣、拉链和鞋带使用尼龙搭扣，裤带选用松紧带等。在做任何训练时操作者要给予安全保护和必要的指导，对于不能完成的活动要为患者选用适当的辅助用具，必要时需对环境条件做适当的调整。

第八章　脑卒中患者的推拿治疗

推拿是人类最古老的一种外治疗法，远在2000多年前的春秋战国时期，推拿就被广泛地应用于医疗实践，当时民间医生扁鹊运用推拿、针灸，成功地抢救了尸厥患者。我国现存最早的医学著作《黄帝内经》中记载了推拿可以治疗痹证、痿证、口眼㖞斜。推拿具有散寒、行气、活血的作用，通过推拿手法的作用，使寒气流散、气血通畅，从而达到经络通、百病除的效果。脑卒中的推拿治疗主要用于恢复期及后遗症期，包括偏瘫、口眼㖞斜、语言障碍、吞咽障碍等。从目前的临床进展来看，早期介入推拿治疗，特别是急性期，对于减少患者的残障、提高患者的生活质量具有良好的疗效。

第一节　脑卒中患者推拿治疗概述

一、推拿治疗的作用

推拿又称"按摩"，是以中医的脏腑、经络学说为理论基础，用手法作用于人体体表的特定部位以调节机体生理、病理状况，达到治疗疾病目的的方法。脑卒中的发生主要是由于气滞血瘀、经络不通，导致脏腑功能失和，因此推拿治疗对于脑卒中的基本作用可概括为如下几点：

（1）调整脏腑：通过手法刺激相应的体表穴位、痛点，并通过经络的连接和传导作用，对内脏功能进行调节，达到调整脏腑功能紊乱的目的。

（2）疏通经络：推拿手法作用于体表的经络穴位上，可引起局部经络反应，起到激发和调整经气的作用，达到百脉疏通、五脏安和的作用。

（3）行气活血：气血是构成人体和维持人体生命活动的基本物质，人体一切疾病的发生均与气血相关。推拿对气血的生成具有促进作用，能够令气机通畅，推动气血循行，活血化瘀。

（4）理筋整复：脑卒中急性期之后，由于病程的发展特点或不积极康复等因素导致关节的挛缩、活动不利，此时通过弹拨、按揉等推拿手法可以令其恢复正常。

二、推拿治疗的特点

由于推拿疗法不同于以内服药为主的内治法，与针灸、药物外用等外治法也不完全相同，所以，推拿疗法具有很多不同于内治法和其他外治法的特点。

（1）操作方便：运用推拿疗法治疗疾病，不需要特殊的医疗设备，仅凭双手或肢体的其他部分，运用各种不同的手法技巧进行。因而不受设备条件的限制，使用极其方便。

（2）适应范围广：临床无论是迟缓期、痉挛期都可以用推拿疗法进行治疗。

（3）疗效显著：推拿疗法对某些病症不仅有独特的疗效，为其他疗法所不及，而且还可以作为一种辅助手段补其他疗法之不足。

（4）施术安全：在运用推拿疗法时，只要手法应用恰当，操作仔细认真，一般不会出现不良反应及副作用，而且患者一般感觉比较舒适，易于接受。

三、推拿治疗的禁忌证

一般认为，以下情况不适合选用推拿治疗。

（1）各种急性传染病。

（2）各种恶性肿瘤的局部。

（3）各种溃疡性皮肤病。

（4）烧伤、烫伤。

（5）各种感染性、化脓性疾病和结核性关节炎。

（6）严重心脏病、肝病。

（7）严重的（不能合作、不能安静）精神病。

（8）月经期、妊娠期妇女疾病（尤其是腹部严禁推拿）。

（9）胃、十二指肠等急性穿孔。

（10）年老体弱的危重病患者。

（11）诊断不明，不知其治疗要领的疾病（如骨折、骨裂和颈椎脱位等），也应视为禁忌证，严防治疗失误。

（12）诊断不明确的急性脊柱损伤或伴有脊髓症状患者，手法可能加剧脊髓损伤。

四、推拿治疗的注意事项

（1）饭后30分钟、空腹及劳累后，均不宜进行推拿。

（2）应取得患者合作，并经常注意患者反应及局部情况，根据病情变换手法，适当掌握强度，防止擦伤。被动操作时手法要轻缓。

（3）室内空气要流动，温度要适宜，冬季要注意保暖。

第二节　脑卒中患者推拿常用经络及穴位

在推拿时为了做到舒筋活络通脉、活血化瘀的功效，一定要注重经络和穴位，要注重推拿按摩有强有弱，有关键的位置，只有这样才可以获得更强的治疗效果。选取不同的经络和穴位，功效会相差许多。

一、脑卒中患者推拿常用的经络

脑卒中的治疗应以"治痿独取阳明"为指导，重点在于手、足阳明经，其次是膀胱经。病程半年以内治以活血化瘀为先，半年以上则治以补益气血为重，以其扶正固本、强筋健骨。

1. 手阳明经

手阳明经为十二经脉之一，手三阳经之一，与手太阴肺经相表里，上接手太阴肺经于食指，下接足阳明胃经于鼻旁。经脉分布于食指、上肢外侧前、肩前、颈、颊、鼻旁。其络脉、经别分别与之内外相连，经筋分布于外部。本经首穴是商阳，末穴是迎香，左右各20穴。本经腧穴主要治疗头面、五官、咽喉病，神志病，热病及经脉循行部位的其他病症。

2. 足阳明经

足阳明胃经为人体十二经脉之一，简称胃经。足阳明胃经分布在身体的正面，从眼部下边的承泣穴开始向下走，一直到脚部的厉兑穴，贯穿全身。本经一侧45个穴，其中15个穴分布于下肢的前外侧面，30个穴在腹、胸部与头面部，在人体经络当中是分支最多的一条经络。主治肠胃等消化系统、神经系统、呼吸系统、循环系统某些病症和咽喉、头面、口、牙、鼻等器官病症，以及本经脉所经过部位之病症。

3. 膀胱经

足太阳膀胱经为十二经脉之一，简称膀胱经。本经一侧67个穴（左右两侧共134个穴），其中49个穴分布于头面部、项部和背腰部之督脉的两侧，余18个穴则分布于下肢后面的正中线上及足的外侧部。首穴睛明，末穴至阴。主治泌尿生殖系统、神经精神方面、呼吸系统、循环系统、消化系统病症和热性病，以及本经脉所经过部位的病症。

二、脑卒中患者推拿常用的穴位

（一）头面部取穴

1. 攒竹

定位：在面部，当眉头陷中，眶上切迹处（图8-2-1）。

主治：头痛、目眩、眉棱骨痛、面神经麻痹等。

2. 睛明

定位：在目内眦角稍上方凹陷处（图8-2-1）。

主治：目赤肿痛、目眩等。

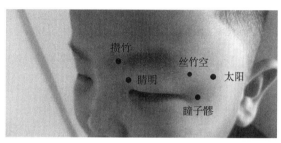

图 8-2-1

3. 太阳

定位：在头部，具体定位是眉梢与目外眦的中点，向后约一横指的位置，目外眦就是外眼角，外眼角和眉梢的中点，向后眼眶的外缘就是太阳穴（图8-2-1）。

主治：各种头痛。口眼㖞斜、眼睛闭不上的面瘫、面神经炎、嘴角下垂、吃东西存食、迎风流泪等也都可以选用太阳穴进行治疗。

4. 瞳子髎

定位：在面部，目外眦外侧0.5寸凹陷中（图8-2-1）。

主治：头痛，目疾。

5. 丝竹空

定位：在眉梢凹陷处（图8-2-1）。

主治：目赤肿痛、眼睑瞤动、头痛、齿痛、癫狂病等。

6. 百会

定位：在头部，前发际正中直上5寸，两耳尖连线的中点。

主治：头痛、目眩、中风、失语等。

（二）上肢部取穴

1. 肩髃

定位：在肩部，三角肌上，臂外展，或向前平伸时，当肩峰前下方凹陷处（图

8-2-2）。

主治：主要用于治疗肩臂挛痛、上肢不遂等。

2. **臂臑**

定位：在臂外侧，三角肌止点处（图 8-2-2）。

主治：肩臂疼痛、颈项强急及肩关节周围炎等。

3. **曲池**

定位：在肘横纹外侧端（图 8-2-2）。

主治：手臂痹痛、上肢不遂、高血压、癫狂等。

4. **手三里**

定位：在前臂背面桡侧，当阳溪与曲池连线上，肘横纹下 2 寸（图 8-2-2）。

主治：手臂无力、上肢不遂等。

5. **合谷：**

定位：在手背，第 1、2 掌骨间，当第 2 掌骨桡侧的中点处。或以一手拇指的指关节横纹，放在另一手拇、食指之间的指蹼缘上，当拇指尖下是穴（图 8-2-3）。

主治：发热、头痛、口眼㖞斜、中风口噤等。

6. **鱼际**

定位：在手外侧，第 1 掌骨桡侧中点赤白肉际处（图 8-2-3）。

主治：手指屈伸不利、咽喉肿痛、失喑等。

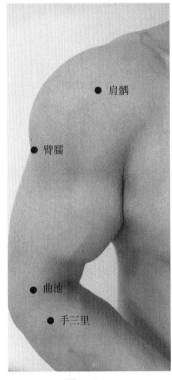 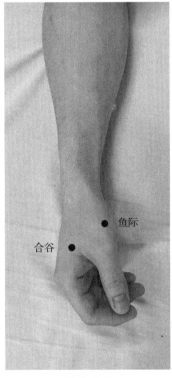

图 8-2-2　　　　　　　　　　图 8-2-3

7. 外关

定位：在前臂背侧，在前臂后区，腕背侧远端横纹上2寸，尺骨与桡骨间隙中点（图8-2-4）。

主治：头面五官疾患，上肢痿痹不遂。

8. 八邪

定位：在手背侧，微握拳，第1~5指间，指蹼缘后方赤白肉际处，左右共8个（图8-2-4）。

主治：头痛、项强、手指麻木等。

9. 内关

定位：在前臂掌侧，腕横纹上2寸，掌长肌腱与桡侧腕屈肌腱之间（图8-2-5）。

主治：心慌、失眠、中风后抑郁等。

10. 劳宫

定位：在手掌心，当第2、3掌骨之间偏于第3掌骨，握拳屈指时中指尖处（图8-2-5）。

主治：昏迷、晕厥、癫狂、痫症等。

11. 通里

定位：在前臂掌侧，当尺侧腕屈肌腱的桡侧缘，腕横纹上1寸（图8-2-5）。

主治：舌强不语、暴喑、腕臂痛。

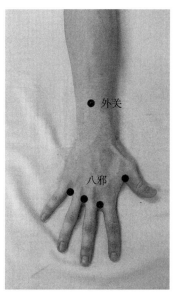

图8-2-4

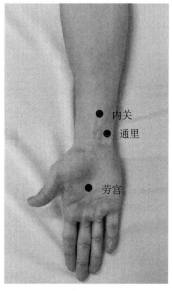

图8-2-5

（三）腰部及下肢后侧取穴

1. 八髎

八髎即经穴上髎、次髎、中髎、下髎之合称。

定位：在骶部，当髂后上棘与后正中线之间，适对第1~4骶后孔。

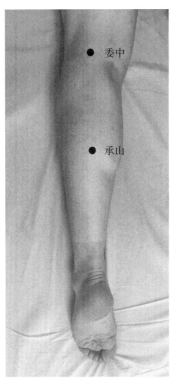

图 8-2-6

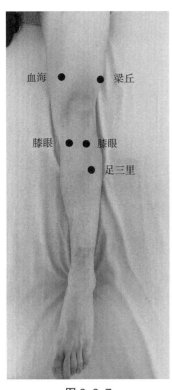

图 8-2-7

主治：腰骶部疾病、下腰痛、坐骨神经痛、下肢痿痹、小便不利等。

2. 环跳

定位：在股骨大转子最高点与骶骨裂孔的连线上，当外 1/3 与中 1/3 的交点处。

主治：半身不遂、瘫痪、下肢痿痹、腰脊痛、腰胯疼痛、膝踝肿痛不能转侧等。

3. 委中

定位：位于膝后区，腘横纹的中点（图 8-2-6）。

主治：腰及下肢病症。

4. 承山

定位：在小腿后面正中，委中与昆仑之间，当伸直小腿或足跟上提时腓肠肌肌腹下出现尖角凹陷处（图 8-2-6）。

主治：小腿痛、腰背痛、便秘、坐骨神经痛、下肢麻痹或瘫痪等。

（四）下肢前外侧取穴

1. 梁丘

定位：在股前区，髌底上 2 寸，髂前上棘与髌底外侧端的连线上（图 8-2-7）。

主治：急性胃痛、膝肿痛、下肢不遂等。

2. 血海

定位：用掌心盖住膝盖骨（右掌按左膝，左掌按右膝），五指朝上，手掌自然张开，拇指端下面便是此穴（图 8-2-7）。

主治：膝肿痛、下肢不遂等病症。

3. 膝眼

定位：位于膝盖下的凹陷处，形似膝盖的眼睛，故名（图 8-2-7）。

主治：膝关节病变如膝骨关节炎等。

4. 足三里

定位：位于小腿外侧，犊鼻下 3 寸，犊鼻与解溪连线上（图 8-2-7）。

主治：胃肠病症、下肢痿痹、神志病、虚劳诸证等。

5. 三阴交

定位：在小腿内侧，当足内踝尖上 3 寸，胫骨内侧缘后方（图 8-2-8）。

主治：此穴可调补肝、脾、肾三经气血，能治疗下肢痿痹等疾病。

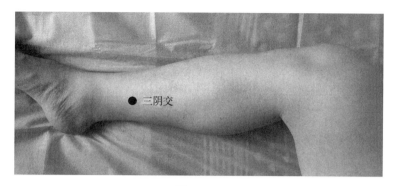

图 8-2-8

6. 风市

定位：在大腿外侧中线上，腘横纹水平线上 7 寸，股外侧肌与股二头肌之间，直立垂手时，中指尖所点处是穴（图 8-2-9）。

主治：中风、半身不遂、下肢痿痹、麻木等。

7. 阳陵泉

定位：在小腿外侧，当腓骨头前下方凹陷处（图 8-2-9）。

主治：半身不遂、下肢痿痹、麻木、膝膑肿痛等。

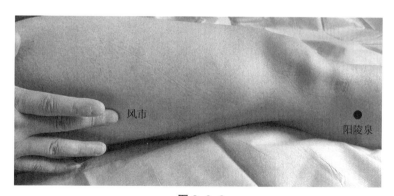

图 8-2-9

（五）头颈部穴位

1. 廉泉

定位：在结喉上方，当舌骨的上缘凹陷处（图 8-2-10）。

主治：中风舌强不语、暴喑、咽食困难、舌肌萎缩等。

2. 人迎

定位：在颈部，喉结旁开 1.5 寸，胸锁乳突肌的前缘，颈总动脉搏动处（图 8-2-10）。

主治：咽喉肿痛、失喑、吞咽困难、高血压等。

3. 天突

定位：在颈部，当前正中线上，胸骨上窝中央，在左右胸锁乳突肌之间（图 8-2-10）。

主治：气喘、咳嗽、暴喑、咽喉肿痛等。

4. 大椎

定位：在后背正中线上，第 7 颈椎棘突下凹陷中（图 8-2-11）。

主治：发热、感冒、癫狂、癫痫、脊背强急、项强等。

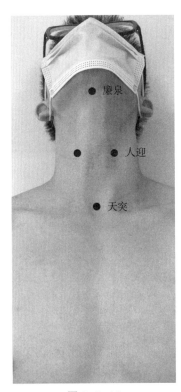 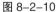 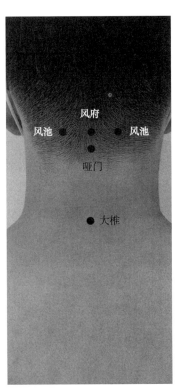

图 8-2-10   图 8-2-11

5. 哑门

定位：在项部，当后发际正中直上 0.5 寸，第 1 颈椎下（图 8-2-11）。

主治：舌缓不语、音哑、头重、头痛、颈项强急、中风尸厥、癫狂、痫证、癔病等。

6. 风府

定位：在项部，当后发际正中直上 1 寸，枕外隆突直下，两侧斜方肌之间凹陷处（图 8-2-11）。

主治：癫狂、痫证、癔病、中风不语、悲恐惊悸、半身不遂、眩晕、颈项强痛等。

7. 风池

定位：在项部，当枕骨之下，与风府相平，胸锁乳突肌与斜方肌上端之间的凹陷处（图 8-2-11）。

主治：头痛、头晕、夜盲症、颈项强痛、落枕及神经衰弱、癫痫、视神经萎缩等。

8. 翳风

定位：在耳垂后，当乳突与下颌骨之间凹陷处。取正坐或侧伏，耳垂微向内折，于乳突前方凹陷处取穴（图8-2-12）。

主治：头面五官科疾病，如下颌关节炎、口眼㖞斜、面神经麻痹、膈肌痉挛等。

9. 完骨

定位：在头部，当耳后乳突的后下方凹陷处（图8-2-12）。

主治：头痛、项强、口眼㖞斜、失眠等。

10. 安眠

定位：在翳风与风池两穴连线之中点（图8-2-12）。

主治：失眠、眩晕、头痛、心悸、精神病等。

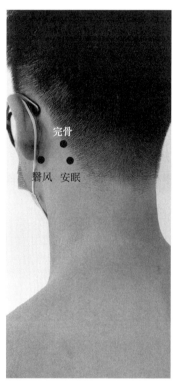

图 8-2-12

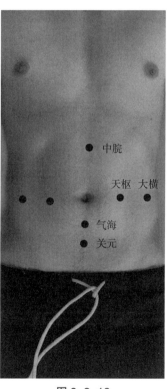

图 8-2-13

（六）腹背部穴位

1. 中脘

定位：在人体上腹部，前正中线上，当脐中上4寸（图8-2-13）。

主治：消化系统疾病，如腹胀、腹泻、腹痛、呕吐、便秘等，此外对一般胃病、食欲不振、精力不济、神经衰弱也很有效。

2. 天枢

定位：在腹部，横平脐中，前正中线旁开2寸（图8-2-13）。

主治：腹痛、腹胀、便秘、腹泻等。

3. 大横

定位：在腹中部，距脐中 4 寸（图 8-2-13）。

主治：腹痛、泄泻、便秘等。

4. 气海

定位：在下腹部，前正中线上，当脐中下 1.5 寸（图 8-2-13）。

主治：虚脱、厥逆、腹痛、泄泻、肠梗阻等，具有强壮作用。

5. 关元

定位：在下腹部，前正中线上，当脐中下 3 寸（图 8-2-13）。

主治：中风脱证、遗尿、尿频、腹痛、泄泻及尿路感染、神经衰弱、晕厥、休克等，并有强壮作用。

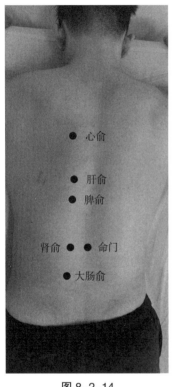

图 8-2-14

6. 心俞

定位：在背部，当第 5 胸椎棘突下，旁开 1.5 寸（图 8-2-14）。

主治：惊悸、健忘、心烦、癫痫、癫狂、失眠等。

7. 肝俞

定位：在背部，当第 9 胸椎棘突下，旁开 1.5 寸（图 8-2-14）。

主治：脊背疼痛等局部病症，还善于治疗肝胆疾病如胁痛及目系疾患，如视物模糊、夜盲等。

8. 脾俞

定位：在背部，当第 11 胸椎棘突下，旁开 1.5 寸（图 8-2-14）。

主治：背痛等局部病证，还善于治疗脾胃疾病，如腹胀、腹泻、便秘等。

9. 肾俞

定位：在第 2 腰椎棘突下，旁开 1.5 寸（图 8-2-14）。

主治：腰痛、生殖泌尿疾患、耳鸣、耳聋。

10. 大肠俞

定位：在腰部，当第 4 腰椎棘突下，旁开 1.5 寸（图 8-2-14）。

主治：腹痛、腹胀、肠鸣、便秘、腰脊痛、肠梗阻、坐骨神经痛等。

11. 命门

定位：位于第 2、3 腰椎棘突间（图 8-2-14）。

主治：虚损腰痛、遗尿、泄泻、阳痿等。

第三节　脑卒中患者推拿常用手法

推拿治疗的主要手段是手法，手法在推拿治疗中起着关键作用。规范、熟练、适当的手法，并将其操作的方向、频率的快慢、用力的轻重、手法刺激的性质与治疗的部位、穴位以及具体病情、患者体质强弱等相结合，就能够发挥调整脏腑、疏通经络、行气活血、理筋整复等作用。各种手法用力之轻重不同，将对神经产生强弱不同的作用，而引起不同的反应。例如轻度用力的手法，其刺激作用软弱而柔和，具有放松肌肉、缓解痉挛、镇静止痛的作用；重度用力手法，其刺激作用较强烈，可使中枢神经系统产生兴奋，且产生酸麻胀肿之感，可促使精神振奋，肌肉紧张，有助于提高患者的肌力。脑卒中患者推拿常用手法如下：

1. 按法

用手指或手掌面着力于体表一部位或穴位上，逐渐用力下压，称为按法。在临床上有指按法和掌按法之分。按法亦可与其他手法结合，如果与压法结合则为按压法。若与揉法结合，则为按揉法。

（1）指按法：用拇指指面或以指端按压体表的一种手法，称为指按法。当单手指力不足时，可用另一手拇指重叠辅以按压，在临床上常与揉法结合使用。适用部位：全身各部经穴。

（2）掌按法：用掌根或全掌着力按压体表的一种方法，称为掌按法。掌按法可单掌亦可双掌交叉重叠按压，同样也可与揉法相结合使用。适用部位：腰背部、腹部等体表面积大而又较为平坦的部位。

2. 点法

用屈曲的指间关节突起部分为力点，按压于某一治疗点上，称为点法。它由按法演化而成，可属于按法的范畴，具有力点集中、刺激性强等特点。有拇指端点法、屈拇指点法和屈食指点法三种。适用部位：全身各部位，尤适用于四肢远端小关节的压痛点。

3. 压法

用拇指面、掌面或肘部尺骨鹰嘴突为力点，按压体表治疗部位，称为压法。在临床上有指压法、掌压法、肘压法之分，具有压力大、刺激强的特点。适用部位：仅适用于腰臀肌肉发达厚实的部位。

4. 摩法

用食、中、无名（环）指末节螺纹面或以手掌面附着在体表的一定部位上，做环形而有节律的抚摩，称为摩法。其中以指面摩动的称指摩法，用掌面摩动的称掌摩法。古代还常辅以药膏，以加强手法治疗效果，称为"膏摩"。适用部位：全身各部位，以胸腹和胁肋部最为常用。

5. 揉法

（1）大鱼际揉法：用大鱼际、掌根，或手指螺纹面吸附于一定的治疗部位，做轻柔缓和的环旋运动，并带动该部位的皮下组织，称之为揉法。以大鱼际为着力点，称鱼际揉法。适用部位：全身各部位，以头面、胸腹和四肢诸关节最为常用。

（2）指揉法：用拇指或中指螺纹面，或以食、中指，或以食、中、无名指螺纹面，在某一穴或几个穴或某部位上做轻柔的小幅度的环旋柔动，称为指揉法，有单指揉法、双指揉法、三指揉法之分。临床上指揉法常与按法结合，组成按揉复合手法。单指揉法适用于全身各部位；双指揉法适用于背俞穴，亦可用于小儿推拿乳旁、乳根穴或双侧天枢穴；三指揉法适用于背俞穴，亦可用于小儿先天性肌性斜颈等。

6. 搓法

用两手掌面夹住肢体的一定部位，相对称用力做方向相反的来回快速搓揉或做顺时针回环搓揉，即双掌对揉的动作，称为搓法。此法属于推拿手法中一种辅助手法，常作为四肢、胁肋部、腰背部推拿治疗的结束手法，具疏通经络、调和气血、放松肌肉等作用。

7. 捻法

用拇指的螺纹面与食指的螺纹面或桡侧缘相对捏住所需治疗部位，稍用力做对称的如捻线状的快速捻动，称为捻法。适用部位：四肢远端诸指、趾小关节。

8. 推法

推法是推拿手法中的主要手法之一，拇指或手掌或其他部位着力于人体某一穴位或某一部位上，做单方向的直线或弧形移动，称为推法。其意是推动气血的运行。

（1）拇指平推法：用拇指指腹为着力点于治疗部位，沿经络循行路线或肌纤维平行方向，由甲点推向乙点，其余四指并拢做支点以助拇指用力。一般可连续操作 5～10 遍或更多。适用部位：四肢、肩背、腰臀及胸腹等部位。

（2）掌平推法：以掌根为着力点于治疗部位，由甲点推向乙点。若需要增大压力时，可用另一手重叠缓慢推进，一般可连续操作 5～10 遍。适用部位：腰背、胸腹及下肢等部位。

（3）拳平推法：握拳，以食、中、无名、小指四指的近节指间关节为着力点于治疗部位，由甲点推向乙点。由于本法刺激力度较强劲，一般连续操作 3～5 遍，或更少。适用部位：腰背部、臀部、四肢部。

（4）肘平推法：以肘部尺骨鹰嘴为着力点于治疗部位，由甲点推向乙点，由于本法刺激力度特强劲，一般连续操作仅 1～2 遍即可。适用部位：背部脊柱两侧膀胱经。

9. 擦法

用手掌紧贴皮肤，稍用力下压并做上下向或左右向直线往返摩擦，使之产生一定的热量，称为擦法。擦法以皮肤有温热感即止，是推拿常用手法之一，有掌擦、鱼际擦和侧擦之分。适用部位：全身各部。掌擦法用于胸腹、胁肋部为主；鱼际擦法用于四肢为主，尤以上肢为多用；侧擦法用于背部、腰骶部为主。

10. 抹法

用拇指螺纹面在体表做上下、左右或弧线呈单向或任意往返的移动，称为抹法。适用部位：头面部、胸腹部、手背、足背部等。

11. 扫散法

拇指以桡侧面少商部为着力点自前额发际向后至太阳做直线的往返摩擦移动，并可做少量的上下的位移。另四指以指端为着力点依少阳胆经循行路线做弧线（即耳郭上缘、耳后至乳突这一范围内）的往返摩擦移动。适用部位：头颞部。

12. 拿法

用拇指和食、中二指或其余四指相对用力，提捏或揉捏某一部位或穴位，称为拿法。拿法是推拿常用手法之一，在临床上有三指拿（拇指与食、中指相对用力）和五指拿（拇指与其余四指相对用力）之分。三指拿适用部位：颈项部、肩井等部位。五指拿适用部位：头部和四肢等。

13. 抖法

用双手或单手握住患肢远端，微微用力做小幅度的上下连续抖动，使患肢关节、肌肉有松动感，称为抖法。适用部位：四肢部。

14. 拍法

五指自然并拢，掌指关节微屈，使掌心空虚，然后以虚掌做节律地拍击治疗部位，称为拍法。适用部位：肩背、腰骶、股外侧、小腿外侧等。

第四节　上肢功能障碍推拿治疗

脑卒中上肢功能障碍的推拿治疗要根据不同的分期予以不同的手法，根据现代康复理论对脑卒中发病过程的认识及其临床病理表现和推拿治疗的特点分为迟缓期和痉挛期。

一、迟缓期推拿

患者仰卧位，术者以功能障碍侧为主进行操作，每次 15 分钟，每天 1 次，每周 5 次。

（1）术者施按揉法予肌肉丰厚处，以拿揉法于整个上肢在肩髃、曲池、手三里、合谷穴处做重点治疗。

（2）进行肩胛、胸壁关节的上体下降，被动运动肩关节，缓慢、适度地屈伸、内收外展、内外旋转等被动活动；肘关节屈伸；腕关节屈伸、旋转等被动关节活动；手指关节的伸展和屈伸拇指外展肌等被动活动。

（3）握手上举训练：患者双手掌心相对，十指交叉握手，以健手带动患手上举，使肩关节充分前伸，肘关节伸展，再将双上肢放回腹部再上举反复 10 次，每天训练 2 次。

二、痉挛期推拿

此期临床表现为明显的上肢屈肌和下肢伸肌的痉挛。手法和功能训练的目的是抑制协同运动模式，训练随意的运动，提高各关节的协调性和灵活性，帮助患者逐渐恢复分离运动。

（1）仰卧位，以功能障碍侧为主，每次 15 分钟，每天 1 次，每周 5 次。术者用按揉法于痉挛侧（屈侧）肌腹部。轻拍上肢伸肌，用掌擦法于痉挛侧（伸侧），以该侧皮肤有温热感为度。

（2）术者将患肢缓慢伸肘、伸腕和伸指关节后较快速屈肘、屈腕和屈指关节。缓慢地充分做前臂的旋前、旋后运动。

（3）患者仰卧，术者一手握住患者手四指，另一手控制患者手拇指，并将 5 个手指及腕关节均置于伸展位，辅助患者上举、外展、内收及旋转上肢，幅度由小到大。

（4）患者仰卧，术者一手握患者手，另一手控制肘关节，让患者执行"摸嘴""摸头""摸对侧肩"的口令，同时辅助患者完成上述的随意运动，随着患者运动的改善逐渐减少辅助量。

第五节　下肢功能障碍推拿治疗

一、迟缓期推拿

仰卧位，以功能障碍侧为主，每次 15 分钟，每天 1 次，每周 5 次。

（1）术者施按揉法于肌肉丰厚处，拿法于整个下肢，在环跳、风市、委中、阳陵泉、足三里、三阴交等穴处作重点治疗。

（2）进行髋关节、膝关节适度的屈伸活动，髋关节内收、外展及旋转活动，踝关节跖屈、背伸及旋转等被动关节活动。

（3）桥式运动：患者仰卧，双下肢屈髋、屈膝，双足支撑于床面，双手十指交叉置于胸前。令患者进行抬臀训练，术者根据患者功能状况分别予以辅助，助患者控制患侧下肢或协助骨盆上抬。动作要缓慢，臀部尽量抬高，使髋关节充分伸展，膝关节屈曲。当患肢能独立完成后，可将健侧下肢放于患肢上。患侧下肢独立支撑完成反复 10 遍，每天训练 2 次，此期还应进行正确的床上良姿位摆放，体位变换导致体位性低血压的适应性训练，为防止肩关节半脱位应禁止牵拉肩关节，可以用三角巾吊带固定患侧上肢。

二、痉挛期推拿

以功能障碍侧为主，每次 15 分钟，每天 1 次，每周 5 次。

（1）术者按揉法于痉挛侧大腿（伸侧），肌腹部用掌擦法于痉挛侧大腿（屈侧），使皮肤有温热感为度。

（2）术者将患肢缓慢屈髋、屈膝和背屈踝关节后快速伸髋、伸膝和跖屈踝关节。

（3）患者仰卧，在膝关节保持伸展位的状态下练习髋关节屈伸屈曲，开始由健侧带动，或术者予以辅助。

（4）患者仰卧，双下肢屈髋、屈膝，双足全脚掌支撑于床面进行髋关节内收、外展的控制训练。

（5）术者一手控制住患足，保持足背屈、外翻，另一手控制膝部，让患者执行"弯腿"的口令后，辅助患者髋、膝关节屈曲、伸展，逐渐加大自由运动范围训练，下肢的控制能力最后达到可在不同角度停留。

（6）患者取仰卧位，患侧足跟支撑在床面，术者一手固定患侧踝关节，另一手扶住患者做背屈、外翻踝关节的动作。

（7）患者仰卧位，患侧下肢伸展，支托于术者手掌，术者用前臂力量通过屈曲腕关节按压足底将患者踝关节缓慢地背伸和外翻。

（8）患者取仰卧位，患腿屈曲并垂于床旁，在髋伸展状态下，由术者一手托住患足辅助患者将患脚抬至床上反复练习，随着患者运动感觉的改善逐渐减少辅助量。

（9）患者在俯卧位或站立位，在保持髋关节伸展状态下进行屈曲膝关节训练；患者站立位，髋关节伸展、膝关节屈曲状态下的踝关节背屈训练。此期还可以进行卧位到坐位训练、上肢负重训练、坐位平衡训练、坐位到立位训练等，每天训练 2 次。

第六节 手功能障碍推拿治疗

手在人们生活中发挥着重要的作用，无论是精细运动还是大运动的完成都需要手的参与；手是重要的感觉器官，能分辨事物的性质，更是重要的反应器、行动诱发器；手同时还是沟通的工具，手势是人类沟通的重要一环，当语言不能正常发展时，更突显其重要作用。上肢功能尤其是手的精细运动障碍，严重影响患者日常生活活动，给家庭和社会造成沉重的负担，是康复工作的重点、难点。

手功能障碍治疗原则为舒筋通络，活血化瘀。可选取曲池、内关、外关、鱼际、合谷、八邪、劳宫穴位，主要手法采用一指禅推、按、揉、摇、擦等。

操作方法：

（1）患者正坐，将手伸出，掌心朝上置放桌上。术者用拇指点按曲池、内关、外关、鱼际、合谷等穴。

（2）用一指禅推法或按、揉法在前臂至手沿前臂往返治疗。手法应先轻，然后逐渐加重。

（3）用摇法摇揉腕关节及指关节，捻指关节，捏八邪穴。

（4）捏腕法：患者正坐，前臂放于旋前位，手背朝上。术者双手握患者掌部，右手在桡侧，左手在尺侧，而拇指平放于腕关节的背侧，以拇指指端按入腕关节背侧间隙内。在拔伸情况下摇晃腕关节，然后，将手腕在拇指按压下背伸至最大限度，随即屈曲，并左右各旋转其手腕2~3次。

（5）用擦法擦腕掌部，捻指关节，十根手指各捋3遍，以达到舒筋通络、活血化瘀的目的。

第七节 语言功能障碍推拿治疗

中风后出现言语障碍，是由于颅脑神经的损伤所导致的，临床表现是与其损伤的神经部位相关的。临床上可以概括为感觉性失语、运动性失语和混合性失语。

感觉性失语主要表现为患者难以理解对方说的话，表现为发声可以正常，但是发出来的内容是文不对题的，不能够准确地对答。运动性失语主要是患者能够理解对方所说的话，但是他自己去对答的时候存在发音不清的症状。混合性失语主要是两者的结合，所以临床上更多见的是混合性失语，就是既有感觉上面的失语，又有运动性失语。

语言功能障碍中医称之为"失喑"，失喑临床有急、慢性之分，不同的病程阶段推拿治疗选穴及手法亦有不同。

1. 急性失喑

（1）治疗原则：利喉开音。

（2）取穴及部位：合谷、天突、哑门、大椎、通里、廉泉、风府。

（3）主要手法：点、按、揉。

（4）操作方法：用点、按、揉作用于合谷、通里、天突、哑门、大椎、廉泉、风府，所用的压力从轻至重，每穴治疗 1~2 分钟。

2. 慢性失喑

（1）治疗原则：利喉开音。

（2）取穴及部位：合谷、通里、哑门、廉泉、风府、足三里。

（3）主要手法：按、揉、振法。

（4）操作方法：用按、揉、振法作用于合谷、通里、哑门、廉泉、风府、足三里，所用的压力以轻柔为主，每穴治疗约 30 分钟，使被治疗部位有酸痛感为最佳。

第八节　吞咽功能障碍推拿治疗

吞咽障碍指由多种原因引起的、发生于不同部位的吞咽时咽下困难。吞咽障碍可影响摄食及营养吸收，还可导致食物误吸入气管引发吸入性肺炎，严重者可危及生命。脑卒中患者由于损伤的部位不同，吞咽障碍的程度不同。早期介入康复治疗都会有很理想的治疗效果。推拿治疗对吞咽障碍患者亦有良好的疗效。吞咽功能障碍治疗原则为疏经活络，理筋通滞。可选取廉泉、人迎、风池、翳风、完骨、通里、足三里等穴位。主要手法采用点、按、揉等。

操作方法：

（1）患者平卧位，去枕，令头部微微后伸，充分暴露颈部，先用揉法轻揉两侧的面部颊肌，时间约 3 分钟；再用拇指、食指拿揉喉结两旁的颈肌，时间约 5 分钟；然后点按廉泉、人迎、风池、翳风、完骨、通里、足三里各 30 秒。

（2）患者坐位，头中立位，术者手的四指自然分开放在喉的一侧，拇指放在喉的另一侧，在患者做吞咽动作的时候，轻轻用力将喉往上推，随后手放松，完成一次操作。每次治疗可重复 15~20 次操作，每日治疗 1 次。

第九节　视觉功能障碍推拿治疗

视觉和眼球运动系统的传导路径通过大部分脑干和大脑半球，眼肌、脑神经、脑部视觉通路或眼球运动通路疾病均可导致视觉功能障碍，包括视力障碍和视野缺损。视觉功能障碍治疗原则为疏经通络，解痉明目。可选取太阳、头维、睛明、瞳子髎、攒竹、鱼腰、丝竹空、足太阳膀胱经等穴位。主要手法采用一指禅推、点、按、揉等。

操作方法：

患者仰卧位，双目微闭。术者先用一指禅推法从右侧太阳穴起始，慢慢向右鬓角移动，沿前发际至左鬓角、左太阳穴、然后沿眶上缘缓缓移动推向右太阳穴，如此反复操作 5~6 遍。再用拇指指端按揉睛明、瞳子髎、丝竹空、鱼腰穴，每穴为 1~2 分钟。用一指禅推法从左睛明沿上眼眶向外，至目外眦，再沿下眼眶向内至目内眦，推向右睛明穴，沿上眼眶向外至目外眦，再沿下眼眶向内至目内眦，推向左睛明穴，往返操作 3~4 遍。用抹法抹上下眼眶 2 分钟左右，拇指推患侧桥弓 30 次。双手拇指指腹沿足太阳膀胱经头部循行部分，至上而下滑行，循环往复 5~6 遍。

第十节　便秘推拿治疗

便秘指的是大便秘结不通，排便时间延长，或虽有便意，而排便困难而言，临床上可见于多种病症之中。对于脑卒中患者来说大多被便秘所折磨，通过按摩治疗可以有效地改善便秘症状。

便秘治疗原则为和肠通便，调理气机。

1. 取穴

（1）腹部：中脘、天枢、大横、下腹部。

（2）背部：肝俞、脾俞、肾俞、大肠俞、八髎。

2. 主要手法

（1）腹部：采用一指禅推法、摩法等手法。

（2）背部：一指禅推法、按揉法。

3. 操作方法

（1）腹部操作：患者仰卧位，以轻快的一指禅推法施于中脘、天枢、大横，每穴约1分钟；用掌摩法以顺时针方向摩腹约8分钟。

（2）背部操作：患者俯卧位，用轻快的一指禅推法沿脊柱两侧从肝俞、脾俞到八髎穴往返施术，时间约5分钟；用轻柔的按揉法在肾俞、大肠俞、八髎穴施术，每穴约1分钟。

便秘是由多种原因引起的，治疗必须审证求因。胃肠燥热：可推足阳明胃经，从足三里向下推至下巨虚3~5分钟。气机郁滞：可横擦胸上部，以透热为度；斜擦两胁，以微有热感为度。气血亏虚：横擦胸上部、左侧背部及底部八髎穴，均以透热为度。阴寒凝结：横擦肩背部及腰部肾俞、命门及骶部八髎穴，均以透热为度；直擦背部督脉，以透热为度。

第十一节　失眠推拿治疗

失眠是指以经常不能获得正常睡眠为特征的一种病证。轻者难以入寐，或睡中易醒，醒后不能再寐，或时寐时醒；重者彻夜难眠。失眠的原因有很多，对于脑卒中患者来说多源于阴阳失调，脏腑功能的紊乱。失眠治疗原则为调理脏腑，镇静安神。

1. 取穴与部位

（1）头面及颈肩部：太阳、睛明、攒竹、鱼腰、百会、风池、安眠等。

（2）腹部：中脘、气海、关元。

（3）腰背部：心俞、肝俞、脾俞、肾俞、命门。

2. 主要手法

（1）头面部：采用一指禅推、抹法、按揉法、扫散法、拿法等手法。

（2）腹部：摩法、按揉法。

（3）腰背部：按揉、掌推法。

脑卒中家庭康复训练图谱

3. 操作方法

（1）头面及颈肩部操作：患者坐位。术者用一指禅推法从两眉中间向上推至发际线处，往返 5~6 遍；再从两眉中间向两侧沿眉弓推至太阳穴，往返 5~6 遍；然后从两眉中间开始沿眼眶周围治疗，往返 3~4 遍。沿上述部位用双手抹法治疗 5~6 遍。指按揉攒竹、睛明、鱼腰、太阳、百会，每穴 1~2 分钟。用扫散法在头两侧胆经循行部位治疗，每侧 20~30 次。指按揉百会、风池、安眠，每穴 1~2 分钟，拿风池、拿肩井，时间 2~3 分钟。

（2）腹部操作：患者仰卧位。医者用掌摩法先顺时针方向摩腹，再逆时针方向摩腹，时间约 3 分钟。指按揉中脘、气海、关元，每穴 1~2 分钟。

（3）腰背部操作：患者俯卧位。医者用按揉法在患者背部、腰部施术，重点在心俞、肝俞、脾俞、肾俞、命门等部位，时间约 5 分钟。用掌推法从背部沿脊柱自上而下推至腰骶部，反复操作 3~4 遍。

参考文献

[1]郭乡平,敬平.漫画脑卒中知识[M].北京:北京出版社,2017.

[2]张雨生,金昌洙.人体解剖学[M].4版.北京:人民卫生出版社,2019.

[3]朱雨岚,芮德源,陈立杰.临床神经解剖学[M].2版.北京:人民卫生出版社,2015.

[4]肖波.神经病学[M].4版.北京:人民卫生出版社,2019.

[5]安德仲.神经系统疾病定位诊断[M].4版.北京:人民卫生出版社,2018.

[6]贾建平.神经疾病诊断学[M].北京:人民卫生出版社,2017.

[7]燕铁斌.物理治疗学[M].3版.北京:人民卫生出版社,2018.

[8]章稼,王于领.运动治疗技术[M].3版.北京:人民卫生出版社,2010.

[9]窦祖林.作业治疗学[M].北京:人民卫生出版社,2008.

[10]窦祖林.吞咽障碍评估与治疗[M].2版.北京:人民卫生出版社,2017.

[11]高素荣.失语症[M].2版.北京:北京大学医学出版社,2006.

[12]李小寒,尚少梅.基础护理学[M].5版.北京:人民卫生出版社,2016.

[13]燕铁斌,尹安春.康复护理学[M].4版.北京:人民卫生出版社,2017.

[14]王之虹.推拿手法学[M].北京:人民卫生出版社,2006.

[15]罗才贵.推拿治疗学[M].北京:人民卫生出版社,2001.